Die Autorinnen

Xiaoying Shang studierte in Xi'an Medizin und arbeitete danach als Stationsärztin und später als Oberärztin für Neurologie an einem Krankenhaus Xi'an, China. 1989 – 1991 war sie Gastärztin in der neurologischen Station des Städtischen Krankenhauses, Dortmund.

Von1991 – 1999 arbeitete sie in verschiedenen Praxen für TCM, machte die Heilpraktikerprüfung (chinesische Diplome werden nur bedingt in Deutschland anerkannt) und führt seit 1999 erfolgreich eine eigene Heilpraktikerpraxis für TCM in Krefeld.

Grit Nusser, Sozialpädagogin und Heilpraktikerin.
Sie beschäftigte sich während ihrer Zeit als Heilpraktikerin intensiv mit der Naturheilkunde und gab ihr Wissen auch im Unterricht weiter. Während ihrer Aufenthalte in Xi'an, China, lernte die Autorin verschiedenen Massagetechniken wie TuiNa-AnMo und Gua Sha kennen und schätzen.

Sie wandte chinesische Massage auch erfolgreich bei Hunden an und schrieb das Buch „TuiNa-AnMo für den Hund" (ISBN 9783839132302).
Weitere Bücher der Autorin:
- „Kräuter für den Hund" (ISBN 9783839123584)
- „Wickel,Güsse,Wassertreten" (ISBN 9783732247141)
- „Ist alt werden gesund?" mit Petra Linder und Rita Menzenbach-Siemens (ISBN 9783839130148)
- „Gua Sha" mit Xiaoying Shang (ISBN 9783842312432)
- „Alternativmedizin für Pferde" mit Rita Menzenbach-Siemens (ISBN 9783844804089)
- Ba Guan" mit Xiaoying Shang (ISBN 9783732249398)
- Moxibustion mit Xiaoying Shang (ISBN 9783734733697)

Handakupunktur

Diagnostik und Therapie durch
Handakupunktur in der Traditionellen
Chinesische Medizin
(TCM)

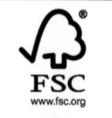

Danksagung

Danke, Mario,
für Deine unschätzbare Hilfe bei der Arbeit am
Computer!

Xie Xie
Frau Dr. Hu und Herr Dr. Wang
für Ihre Unterweisung in TCM
im Krankenhaus für Traditionelle Chinesische Medizin
in Xi'an

Bibliografische Information der Deutschen Nationalbibliothek
Die Deutsche Nationalbibliothek verzeichnet diese
Publikation in der Deutschen Nationalbibliografie;
detaillierte bibliografische Daten sind im Internet
über http://dnb.d-nb.de abrufbar.

Herstellung und Verlag: BoD - Books on
Demand , Norderstedt

ISBN 9783739209814

Inhaltsverzeichnis

Vorwort

Überlieferungen zufolge soll die Akupunktur ihre Wurzeln in der Steinzeit haben und ist seit etwa 5000 Jahren Teil der **traditionellen chinesischen Medizin (TCM)**. Sie ist die wichtigste Methode für Chinesen, Krankheiten zu verhüten und zu behandeln. Die TCM umfasst Diagnose und Therapie.

Huang-ti, der „Gelbe Kaiser" (2698-2598? v. Chr.) begründete mit **„Nei ching",** dem wohl wichtigsten Werk, die **traditionelle chinesische Heilkunde (TCM),** auf das sich viele Autoren beziehen.

So steht im **Nei ching:** *„Der wahre Arzt pflegt den Kranken vor der Krankheit"* und *„Medizin nach dem Beginn der Krankheit ist, als grabe man erst einen Brunnen, wenn man durstig ist oder schmiede Waffen, wenn die Schlacht bereits begonnen hat."*

Ärzte wurden im alten China auch nicht für die Heilung der Krankheit, sondern für die Gesunderhaltung des Menschen bezahlt.

Die TCM will mehr als heilen. Werden in der westlichen Medizin vor allem Symptome bewertet und behandelt, versucht die TCM die Konstitution des Menschen zu stärken, um so vorbeugend zu wirken und den „Gesundheitsverlauf" positiv zu beeinflussen.

Sie sieht den Menschen als Ganzes und behandelt gleichzeitig Symptome und Krankheitsursache. *„Ein guter Arzt heilt die Krankheit von der Ursache her."* Die TCM will ein harmonisches Gleichgewicht im Körper herstellen und die Selbstheilungskräfte des Menschen mobilisieren, um so Störungen zu vertreiben.

Die traditionelle chinesische Medizin

Grundlage der TCM ist die Vorstellung, dass Mikrokosmos und Makrokosmos eins sind und dass alles bestimmten logischen Regeln unterliegt: **„wie im Großen, so im Kleinen".** So gelten diese Regeln nicht nur für den gesamten Kosmos, sondern auch für Mensch und Tier bis in die winzigen Zellen. Dieses ganzheitliche Denken beeinflusst auch die Vorstellung über Krankheiten und ihre Ursachen.

Die TCM geht davon aus,

- dass es zwei Urkräfte gibt:: **Energie = Qi** hat Yang-Charakter, entspricht der Lebenskraft und **Substanz** = hat Yin-Charakter, entspricht dem Blut und der Körpersäfte
- dass **Energie** (**Qi**) in festgelegten „Kanälen" (**Meridiane**), die den ganzen Körper durchziehen, fließt
- dass **Energie** qualitativ und funktionell unterschiedlich ist. Es schließt Materie und Funktion mit ein. Das Qi aus der Ernährung (sauberes Qi) stellt **Materie** dar, während das Qi des Herzens, der Leber, Milz, der Nieren und des Magens, sowie das Qi der Meridiane **funktionell** ist. Beide stehen in enger Beziehung zueinander und können nicht getrennt werden
- dass es **irdische (elementare) Energien** (Holz, Feuer, Metall, Wasser, Erde), sowie
- **kosmische Energien** (Wind, Hitze, Feuchtigkeit, Trockenheit, Kälte) gibt.

Beeinflusst wird das Qi durch Nahrung, Atmung, sinnliche Erfahrungen, elementare und kosmische Faktoren: ist also **umweltbezogen.**

Yin und Yang

TCM beruht auf einem **energetisch-kosmologischem Denken.** So steht der Mensch zwischen Himmel und Erde.

Zwischen Himmel und Erde treten polare Energien, **Yin** und **Yang**, auf. Dabei entspricht das Yin der Erde, Yang dem Himmel. Doch gibt es kein Yang, in dem nicht auch Yin, und kein Yin, in dem nicht auch Yang enthalten ist. Dieser Kreislauf zwischen Yin und Yang wird dargestellt durch die **Monade**.

Im Wechselspiel dieser Polarität tritt strömende Energie, das Qi, auf, und es bildet sich eine Ordnung aus: **Ordnung ist an Bewegung und Wandlung gebunden.** Wir finden diese Ordnung auch im menschlichen Organismus. **Was für den Kosmos gilt, gilt auch für Menschen.**

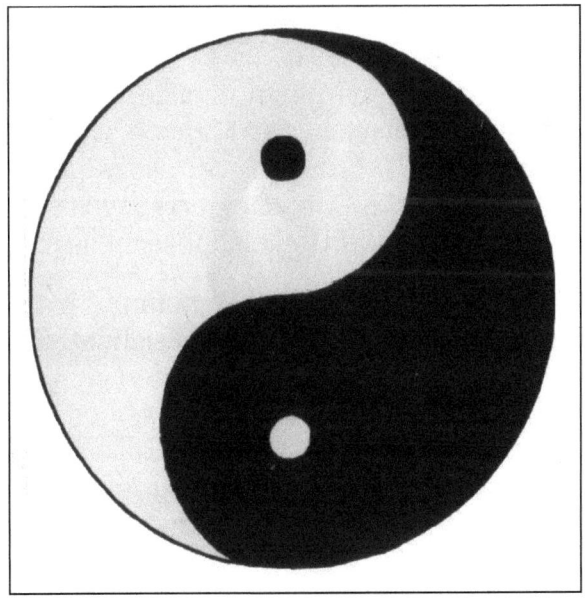

Yin und Yang schaffen ein energetisches Gleichgewicht, und wirken auch im Menschen. Um die Harmonie zwischen diesen beiden Kräften aufrecht zu erhalten, zirkuliert die Energie ständig durch den Körper. Wird an irgendeiner Stelle dieser Energiefluss unterbrochen, so wird das energetische Gleichgewicht gestört und es kommt zur Erkrankung.

Laut TCM führen Störungen im **Yin-Yang-Gleichgewicht** zur Krankheit:
- es handelt sich um eine Veränderung der Energie zwischen
  Yin-Organen = Speicherorgane: Leber, Milz/ Pankreas, Niere, Herz, Lunge) und
  Yang-Organen = Arbeitsorgane: Magen, Dünndarm, Dickdarm, Gallenblase, Harnblase
- es handelt sich um ein Missverhältnis zwischen Energie und Materie
- es handelt sich um ein Ungleichgewicht zwischen Yang (Anregung) und Yin (Passivität)

Wenn Yin- und Yang- Energie im richtigen Verhältnis durch den Körper fließt, fühlt sich der Mensch wohl, ist ausgeglichen und gesund. Wird dieses Verhältnis gestört, sei es durch falsche Ernährung, Unfallfolgen, psychische Stresszustände..., so entsteht ein Ungleichgewicht im Yin zu Yang.

Ein **Zuviel** oder **Zuwenig** an Substanz, Energie oder Leistung wird als **Fülle** oder **Leere** bezeichnet. So bedeutet **Fülle** eine übersteigerte körperliche oder seelische Reaktion, eine organische Überfunktion, vermehrte Gewebsspannung, Blut- und Lymphstauung. Bei einem Zustand seelischer und körperlicher Erschöpfung, einer organischen Unterfunktion, Hormonmangel, Anaemie,.. handelt es sich um eine **Leere**.

Handakupunktur

Diagnostik und Therapie in der TCM

Die **Diagnostik in der TCM** besteht aus dem Betrachten, Riechen, Schmecken, Hören, Fragen und Tasten.

Wichtig für die Diagnostik der Krankheit im Sinne der TCM sind folgende Aspekte:.

- **Yin oder Yang?** ist der Sitz der Krankheit im **Yin** (innere Organe) oder im **Yang** (Haut, Muskelgewebe...)

- **Wärme und Kälte?** eine „**kalte**" Erkrankung ist im **Yin** und sitzt in der Tiefe (degenerativ, chronisch), die des **Yang** ist „**warm**" und meist oberflächlich (akut)

- **Leere und Fülle?** beurteilt wird hier Substanz, Energie und Leistung. Bei einer **Energiefülle** handelt es sich um ein Zuviel an kosmischer Energie (Wind, Kälte...) im Körper, eine **Energieleere** ist meist ein Zuwenig an Nähr- und Atemenergie.

- **Innen und Außen?** bei einer Yin-Erkrankung sind **tiefere Schichten** des Körpers betroffen, bei einer Yang-Erkrankung findet sich die Störung in der **Oberfläche**

Vor der Verbreitung der Medizintechnik mussten Ärzte und andere Diagnostiker sich auf ihre eigenen Erfahrungen und ihre Beobachtungsgabe verlassen, um die Existenz und die Art der Krankheit zu bestimmen . Eine sehr alte diagnostische Technik, die Lehre von den Fingern und Händen, mag vielleicht zu einfach oder sogar primitiv erscheinen, doch sind für Ärzte immer noch die Hände wertvolle Indikatoren, um den Gesundheitszustand einer Person zu erkennen.

Der Therapeut versucht, durch eine sehr genaue Befragung über die Art der Krankheit, die Vorgeschichte (Anamnese), die verschiedenen Symptome und Auffälligkeiten, Ernährungsgewohnheiten, Ausscheidungen, Wetterempfindlichkeit usw., sich ein Bild von der Krankheit und dem energetischen Zustand des Patienten zu machen.

Einen hohen Stellenwert haben die

- **Zungendiagnose,** die laut der TCM ein Fenster zu den inneren Organen ist. Die unterschiedlichen Zonen der Zunge stehen für bestimmte Organe: Spitze für das Herz, die Zungenwurzel für die Nieren, der Zungenrand für Leber und Gallenblase, Mitte für Milz und Magen. Beurteilt werden Farbe, Form und Belag der Zunge, sowie Auffälligkeiten in den entsprechenden Zonen.

- **Pulsdiagnose,** die Hinweise gibt auf den energetischen Zustand eines Organsystems und dem zugehörigen Meridian. Dabei drückt der TCM-Therapeut mit drei Fingern auf die Arterie (Radialispuls) an der Außenseite des Handgelenks. Beurteilt wird dabei nicht die Frequenz, sondern die Qualität des Pulses. Die bestimmten Taststellen stehen für unterschiedliche Organe.
Man braucht jedoch große Erfahrung, Feinfühligkeit und viel Übung, um die Pulsdiagnose korrekt durchzuführen.

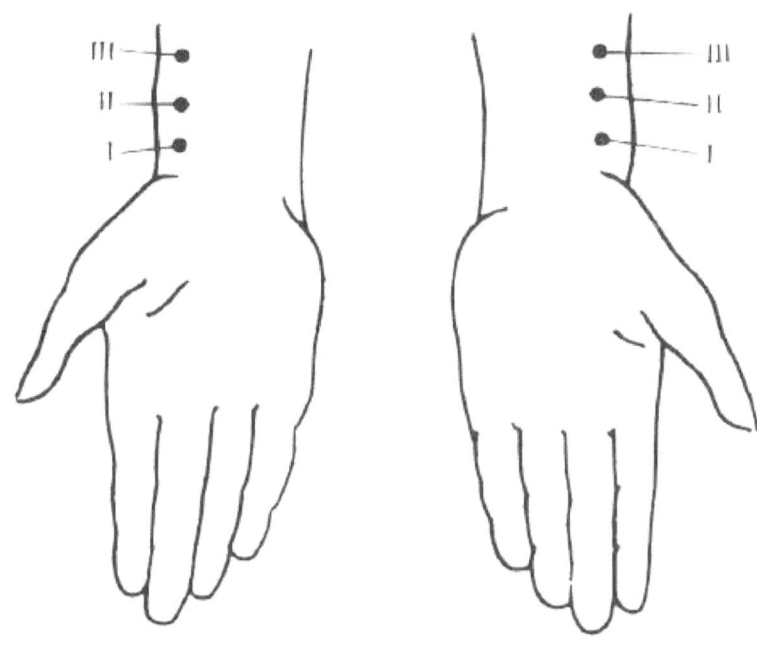

linke Seite	tief	oberflächlich
Punkt I	Herz	Dünndarm
Punkt II	Leber	Galle
Punkt III	Niere	Blase

rechte Seite		
Punkt I	Lunge	Dickdarm
Punkt II	Milz/Pankreas	Magen
Punkt III	Kreislauf/Sexus	3-fach Erwärmer

In der traditionellen chinesischen Medizin (TCM) werden fünf verschiedene Behandlungsmethoden und Techniken zusammengefasst, die auf der Lehre des kosmischen Gleichgewichts zwischen **Yin und Yang** beruhen:

1. **Akupunktur und Moxibustion:** Die älteste und bekannteste Form der Akupunktur ist die **Meridian-Akupunktur.** Meridiane sind Bahnen, durch die das

„Qi", die Lebensenergie fließt. Die auf den Meridianen liegenden ca. 400 Akupunkturpunkte werden mit Nadeln, Massagen, Moxa... stimuliert. Nachteilig ist, dass es komplizierte Regeln und viele Punkte gibt.

Moxibustion ist eine spezielle **Yang- (Wärme-) therapie,** bei der getrocknetes Beifußkraut über bestimmten Punkten oder Körperbereichen abgebrannt wird

2. **Chinesische Arzneimitteltherapie:** die TCM kennt rund 2800 Substanzen, vor allem pflanzliche, aber auch mineralische (z.B. Calcium), tierische (z.B. Bärengalle) und manchmal auch menschliche (z.B. Plazenta) Bestandteile, verwendet werden in der täglichen Praxis jedoch nur einige 100 Substanzen.

3. **Bewegungsübungen:** (Taijiquan, Quigong...) stärken und harmonisieren zusammen mit Atemübungen die gesamte Körperenergie

4. **Manuelle Therapien** wie Akupressur, Tuina, Gua Sha, Ba Guan...

5. **Ernährung** hat die Aufgabe, Krankheiten vorzubeugen und Schwächen auszugleichen. So wird die Ernährung auf das jeweilige Krankheitsbild abgestimmt.

Es gibt noch verschiedene Sonderformen der Akupunktur, die z.T. schon lange bekannt sind oder sich in der letzten Zeit entwickelt haben. Ähnlich wie bei der Reflexzonentherapie wird davon ausgegangen, dass der gesamte Körper auf bestimmten Körperteilen wie z.B. Ohren, Gesicht, Nase, Hände und Füße abgebildet ist.

- **Ohr-Akupunktur:** es gibt spezielle Punkte am Ohr, die mit den Organen korrespondieren. Sie sind druckschmerzhaft und/oder zeigen eine Rötung oder sonst eine Veränderung, wenn im zugehörigen Organ oder Körperteil etwas nicht in Ordnung ist, ähnlich den Reflexzonen. Es können auch psychische Beschwerden damit beeinflusst werden

- **Schädel-Akupunktur:** Yamamoto New Scalp Acupuncture (Yamamoto Neue Schädelakpunktur) wurde als eigenständiges Akupunkturverfahren in den 1960er Jahren von Dr. Yamamoto entwickelt. Es werden nur Punkte am Schädel behandelt

- **Mund-Akupunktur nach Dr. Gleditsch:** sie kann diagnostisch und therapeutisch angewendet werden. Dabei werden die Meridiane den einzelnen Zähnen zugeordnet

- **Vaginal-Akupunktur nach Dr. Hubertus Buchheit,** eine sehr umstrittene Variante, die er ab 1985 propagierte

- **Koreanische Handakupunktur** (Koryo Suji Chim): sie wurde Anfang der 1970er Jahre von Dr. Yoo entwickelt und beruht auf den Prinzipien der über 3000 Jahre alten asiatischen Medizin.

- **Familiengeheime Ein-Stich-Akupunktur:** beschrieben von Sorei Yanagiya (Autor)

- **Hand-Akupunktur:** sie wurde seit einigen Jahren in medizinischen Forschungszentren in China hauptsächlich zur Schmerztherapie weiterentwickelt

Handdiagnostik in der TCM (Shou zhen)

Störungen im Organismus werden oft schon, ehe eine Krankheit ausbricht, durch verschiedene Zeichen angezeigt. So kann eine Handanalyse wichtige Hinweise zur Diagnose geben.

Das medizinische Handlesen nach der chinesischen Tradition geht weit zurück ins Altertum. Schon im 2. Jahrhundert v. Chr. wurden Texte über dieses Thema verfasst, aber auch später wurden immer wieder Beobachtungen von Handlesern aufgeschrieben, veröffentlicht und kommentiert.

Obwohl sich chinesische Ärzte in der Regel auf die Inspektion des Gesichts, der Zunge und aller kranken Bereiche des Körpers konzentrieren, hat das Interesse auf Prüfung der Hände, Handflächen und Fingernägel in den letzten Jahren wieder zugenommen.

Die Handdiagnose **(Shou zhen)** ist also seit alters her ein Teilbereich der visuellen Diagnostik innerhalb der TCM. Chinesische Ärzte haben in Krankenhäusern, aber auch an Universitäten, sich dieser Form der Diagnostik wieder zugewandt, mit zum Teil eindrucksvollen Erfolgen. So sind etwa 90 % der Diagnosen richtig, wie es in modernen TCM-Diagnosehandbüchern z.B. **Zhong Guo Yi Xue Zhen Fa Da Quan** (eine große Sammlung von chinesischen medizinischen Diagnostik-Verfahren) 1991 behauptet wurde.

Die Handanalyse eignet sich zur Feststellung von individuellen Stärken und Schwächen, die Veranlagung zu bestimmten organischen Störungen oder Krankheiten. So könnte dieses Wissen helfen, durch eine veränderte Lebensweise oder Ernährung Krankheiten vorzubeugen.
Achtung! Bitte beachten Sie, dass diese Hinweise nicht

bedeuten, dass schwere Krankheiten bereits vorliegen! Die Handanalyse ist **kein Ersatz** für notwendige medizinische Untersuchungen, kann aber Zusammenhänge bei unklaren Symptomen aufzeigen!

Um genaue Aussagen durch das chinesische medizinische Handlesen treffen zu können bedarf es einiger Übung, Erfahrung und auch Intuition.
Aber Achtung: es genügt nicht, dieses oder andere Bücher darüber zu lesen, um Profi zu werden! Ich möchte Sie aber, Ihr Interesse vorausgesetzt, auffordern, sich viele Hände genau anzusehen und zu versuchen, sie zu bewerten.
Dabei ist es wichtig, mehr Informationen über die Vorgeschichte zu erhalten.

Die Vorteile der Handdiagnostik

- Um die Hände zu beurteilen brauchen erfahrene Handdiagnostiker etwa 10 – 20 Minuten
- man benötigt keine Hilfsmittel
- es kann überall durchgeführt werden
- es verursacht keine Kosten

Die Hand

Die TCM geht davon aus, dass viele inneren Störungen und Krankheiten sich auch an den Händen und Fingernägeln zeigen.
Bei der diagnostischen Beurteilung beider Hände ist es wichtig, dass Sie genau beobachten, alle Zeichen überprüfen und nicht zu schnell urteilen:

- achten Sie auf Form und Größe der Hände und Finger

- beobachten Sie sorgfältig Handrücken und Handfläche

- prüfen Sie Temperatur (Wärme, Kälte, Feuchtigkeit) und Hautfarbe der Hand sowie

- Größe und Farbe von Behaarung, Muttermalen, Knötchen, Altersflecken...,Venenzeichnung

- und den Zustand und Farbe der Haut und Hautlinien

- ob die Hände zittern (z.B. bei einer Parkinson- oder Schilddrüsen-Erkrankung

- kontrollieren Sie Form und Beweglichkeit der Hand- und Fingergelenke

- ertasten Sie eventuelle Schwellungen, Knoten, Verkalkungen, Missbildungen

- überprüfen Sie Form, Farbe und Zustand der Fingernägel.

Wichtig ist aber auch, dass bei der Beurteilung der Hand Ernährung, Anspannung und Nervosität, Lebensstil, Zigarettenkonsum und Hautpflege eine Rolle spielen.

Die Form der Hand

Man unterscheidet in der westlichen Handdiagnose vier Grundtypen, die mit verschiedenen Charaktereigenschaften in Verbindung gebracht werden. Reine Handformen sind relativ selten, da es meist Mischformen sind, die vorkommen. Bei der Beurteilung ist es wichtig die Form heraus zu finden, die der Grundform am nächsten kommt und von da an weiter die nächste passende Grundform zu beurteilen.

- **Die eckige = materialistische Hand** hat eine quadratische Handinnenfläche mit leicht abtastbaren knotigen Fingergelenken und ebenfalls eckigen Fingerspitzen. Oft findet man bei Bauern und Arbeiter diese Handform.
  Eigenschaften: bescheiden, pflichtbewusst, zurückhaltend, verantwortungsbewusst, gerecht, ordnungsliebend, vernünftig, klar, nüchtern und praktisch

- **Die spatelförmige Hand = praktische Hand** ist breit und kräftig, die Fingerenden spatelförmig, meist mit großem Daumen
  Eigenschaften: strebsam, ungeduldig, egoistisch, eigenwillig, genau, nüchterner Verstand, materielle Intelligenz, gute Organisatoren, häufig Unternehmer

- **Die konische Hand = schöpferische Hand:** ovale, schlanke Hand mit glatten, konisch geformten Fingern und an der Handwurzel eher schmal mit zarter Haut.
  Eigenschaften: kreativ, romantisch, unbeständig, anpassungsfähig, gefühlsbetont, hilfsbereit, schöpferische Phantasie, harmoniebedürftig.

- **Die sensitive Hand = psychische Hand** hat lange, spitz zulaufende Finger, ist elegant und relativ selten. Sie wird Künstlern zugeschrieben.

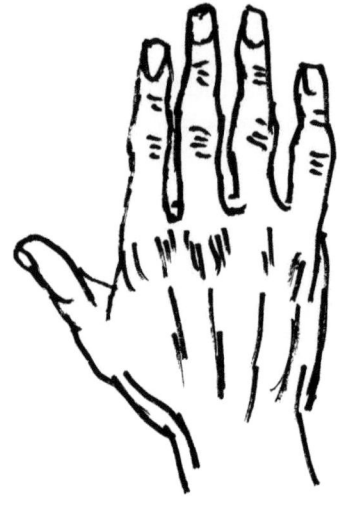

Eckige Hand

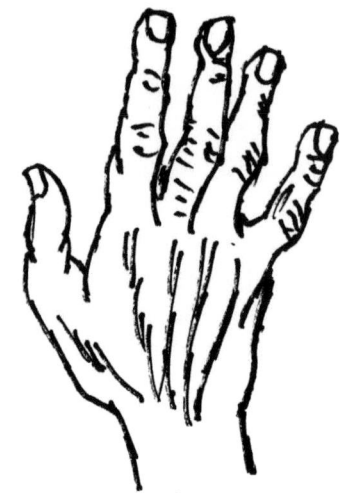

spatelförmige Hand

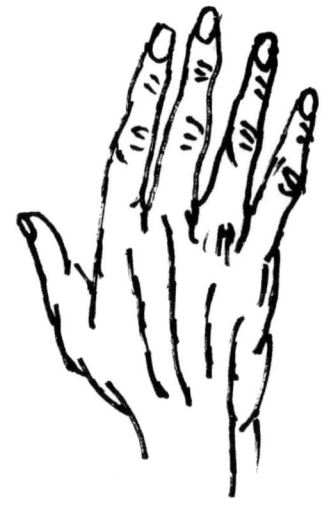

konische Hand

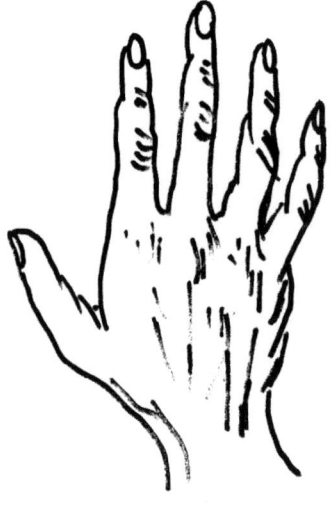

sensitive Hand

Die Grundformen der Hände werden in der TCM den fünf
Elementen zugeteilt:

- **die Holz-Hand (1)** ist trocken,gut proportioniert, hat
  viele Linien und knotige Fingergelenke

- **die Feuer-Hand (2)** ist eine schmale, bewegliche
  Hand mit kurzen Fingern und ausgeprägten Linien

- **die Erd-Hand (3)** ist breit, mit großer Handfläche,
  einfachen Linien und kurzen Fingern

- **die Metall-Hand (4)** ist lang, die Finger nicht ganz
  gerade, mit dreifachen Linien an den Gelenken und
  mit eckigen Fingernägeln

- **die Wasser-Hand (5)** ist schmal, mit langen Fingern
  und deutlichen Linien

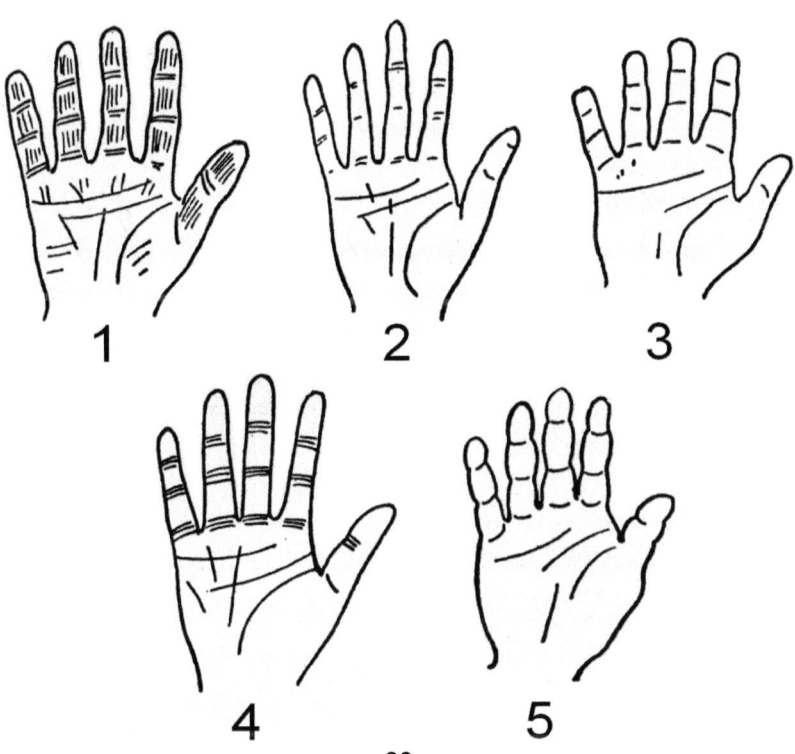

Färbung und Temperatur der Hand

Farbe und Temperatur der Handflächen spiegeln den allgemeinen Gesundheitszustand des Menschen. Allerdings gibt es Unterschiede bei Menschen verschiedener Hautfarben. Ich beschreibe hier vor allem Hände von hellhäutigen Menschen.

- **Eine gesunde Handfläche** ist glatt, elastisch, hellrosa und von „normaler" Temperatur,
- während eine **weiße Handfläche** auf einen Kälte=Yin-Zustand im Körper hindeutet, wie z.B Durchblutungsstörungen, niedriger Blutdruck, Eisenmangel, Erfrierung, wenig Durst,..., Bedürfnis nach Kaffee (vermeiden Sie kalte Lebensmittel!)
- deutet eine **rote Handfläche** auf einen Überschuss an innerer Hitze=Yang im Körper hin (z.B. Fieber, hoher Blutdruck, Leberstörung...). Kälte und kalte Lebensmittel vermindern die Yang-Fülle
- **rote Handinnenflächen** können aber auch ein Zeichen einer Leberfunktionsstörung sein. **Suchen Sie einen Arzt auf!**
- **Punktförmige Rötungen an der Handfläche** können auf ein Leberleiden wie Hepatitis und Leberzirrhose, in selteneren Fällen auch auf Rheuma oder ein Lungenleiden hinweisen
- **kalte Hände** findet man häufig bei Frauen. Ursache ist das vegetative Nervensystem mit seinem Einfluss auf die kleinen Gefäße. Durch die darauf folgende schlechtere Durchblutung kommt es häufig zu **blauen oder weißen Fingern**
- **kalte und trockene Hände** finden wir bei einer Schilddrüsenunterfunktion

- **heiße und feuchte Handinnenflächen** zeigen eine Schilddrüsenüberfunktion an

- **kalte und feuchte Hände** deuten auf Probleme der Blutgefäße hin, können aber auch ein Zeichen für niedrigen Blutdruck sein

- Angst und Nervosität verursachen ebenfalls **kalte und feuchte Hände**

- **gelbe oder weiße, trockene und faltige Handflächen** sind ein Zeichen mangelnder Energie und Blutarmut und/oder deuten auf Störungen in der Leberenergie hin

- an **blassen, bläulichen Händen** kann man eine verringerte Herzleistung und demzufolge einen Sauerstoffmangel im Gewebe ablesen

- **Schweißhände** sind oft Zeichen einer starken Anspannung, großen Nervosität oder peinlichen Situationen. Kommen sie jedoch dauerhaft vor, könnte es genetisch bedingt sein

- ein **roter Handballen am Daumen** deutet auf ein Zuviel an Yang in Kopf, Lunge und Herz an und drückt sich in Hypertonie, Herzerkrankungen und/oder auch schlechter Laune aus

- ist der **Handballen des kleinen Fingers rot**, so wäre es ein Zeichen für einen Yang-Zustand im Magen-Darmbereich und deutet auf Stoffwechselstörungen oder Diabetes hin

- Fühlen Sie **Knötchen oder Knoten** an den Fingern, so sind dies Symptome einer rheumatoiden Arthritis oder Gicht

- **deformierte und geschwollene Gelenke** an den Händen deuten auf eine chronische Gelenkentzündung hin

- **Ödeme und Schwellungen** durch Wassereinlagerung finden wir meist bei Nieren- und Herzerkrankungen

- eine **Dupuytrensche Kontraktur** zeigt sich durch ein typisches Zusammenziehen der Hand

- eine **atrophierte Handmuskulatur** findet man bei Lähmungen z.B. nach einem Schlaganfall

Linien und Zeichen

Vor der Begutachtung einzelner Linien in der Handfläche ist es wichtig, sich einen Gesamtüberblick zu verschaffen.

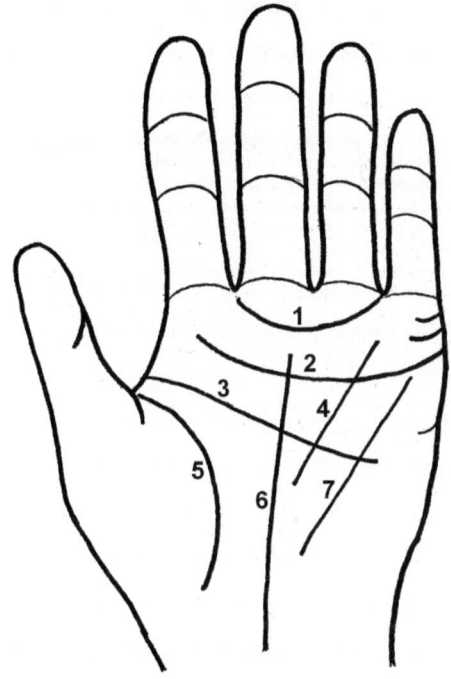

Die Linien

1. **Lebenslinie:** Instinkt, Leben
2. **Kopflinie:** Gehirn, Weisheit, Intelligenz
3. **Herzlinie:** Gefühl
4. **Schicksalslinie**
5. **Sexualität**
6. **Fortpflanzung**

Die Lebenslinie
Chinesisch: die Linie der Erde

Sie beginnt zwischen Daumen und Zeigefinger und führt im Bogen am Daumenballen entlang bis zur Handwurzel. Eine gut ausgeprägte Lebenslinie ohne störende Zeichen deutet auf ein vitales Leben ohne schwere Krankheiten hin.

– **Lebenslinie setzt direkt am Zeigefinger an** (1): Leber-Yang zu stark; oft aufgeregt; Tendenz zu Leber- und Galle-Erkrankungen

– **Lebenslinie** (2): Hinweis auf Hypotonie (niedri-ger Blutdruck)

– **Sehr kurze Lebenslinie** (3) **mit gegabeltem Ende:** familiäre Neigung zu Schlaganfall; Gehirnblutung; bei beiden Händen: hohe Wahrscheinlichkeit

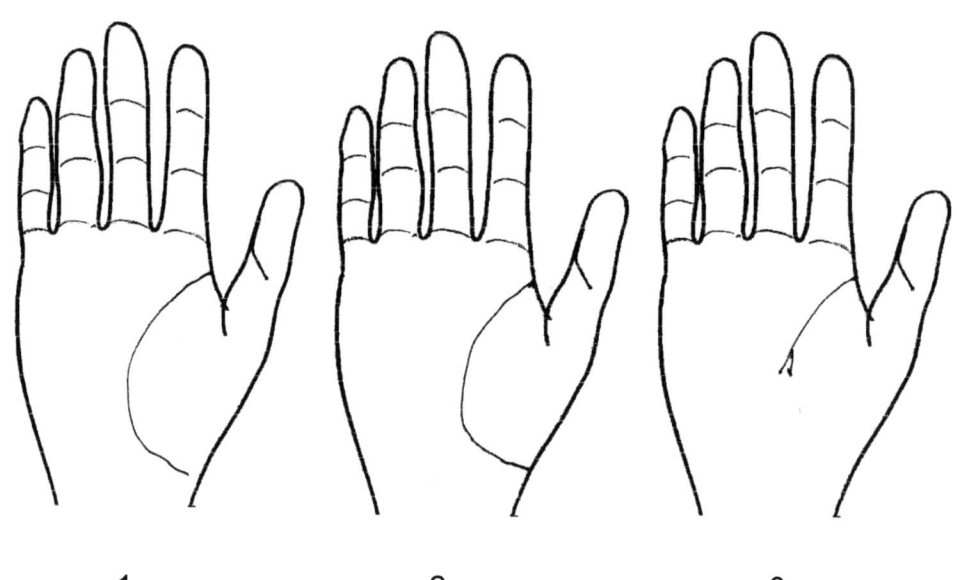

1   2   3

- **Kurze Lebenslinie** (4) familiäre Neigung zu Leber-sklerose

- **Lebenslinie mit kleiner Insel im mittleren Bereich** (5): Neigung zu Milzzysten

- **Lebenslinie mit großer Insel am Ende** (6): Schwäche im Rücken und der Beine
  Mann: Prostata-Beschwerden
  Frau: Eierstock-Beschwerden

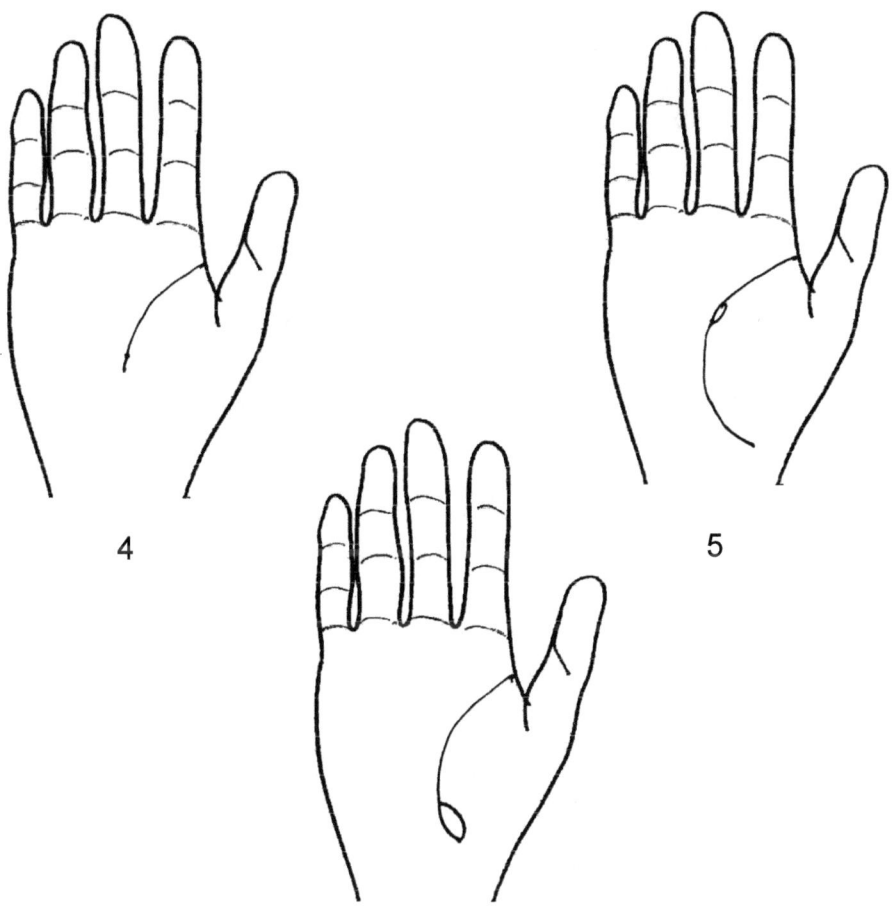

4

5

6

- **Dünne Lebenslinie** (7): Neigung zu Herzinfarkt

- **Große Insel in der Mitte der Lebenslinie** (8): Neigung zu Magen-, Brust-, Lungenkrebs

- **Doppelte Lebenslinie** (9): chronischer Durchfall, Dickdarmentzündung

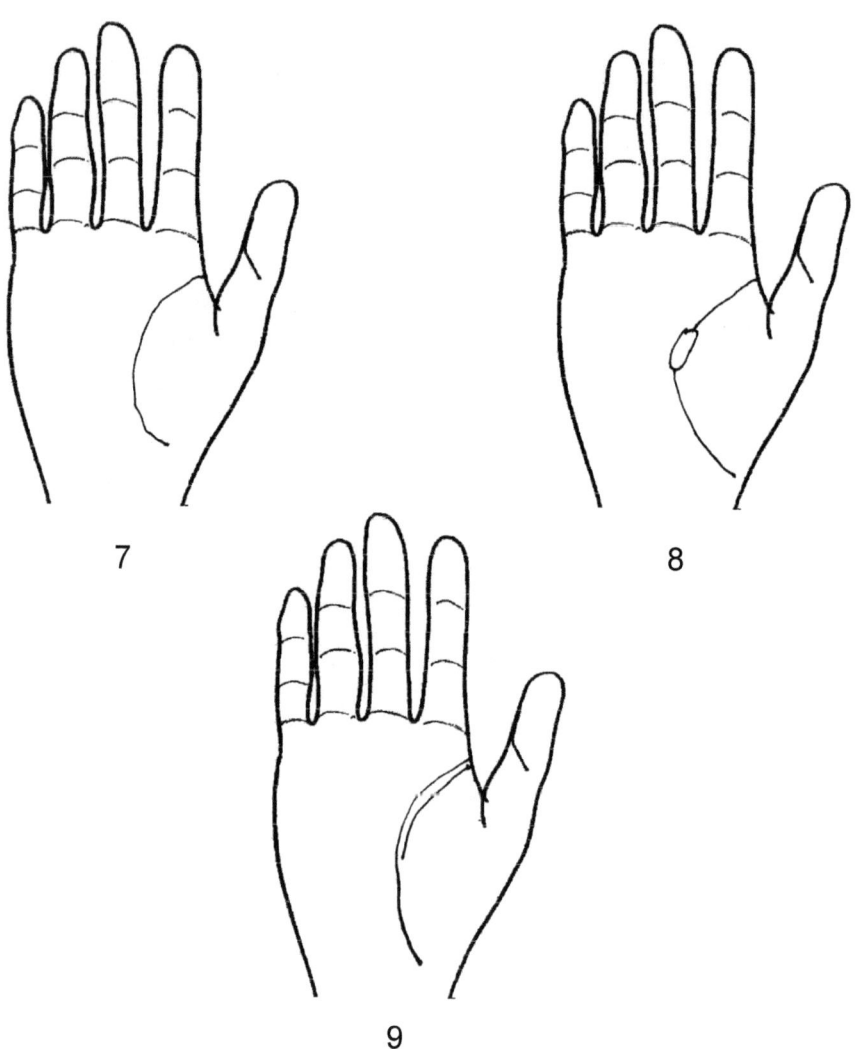

7　　　　　　　　　　　8

9

- **Kleine Insel am Ende der Lebenslinie** (10): Neigung zum Gebärmuttermyom

- **Blattförmige Verästelung am Ende der Lebenslinie** (11): Hinweis auf Eierstockzyste

- **Verästelung am Ende der Lebenslinie** (12): Entzündung des Unterleibs der Frau

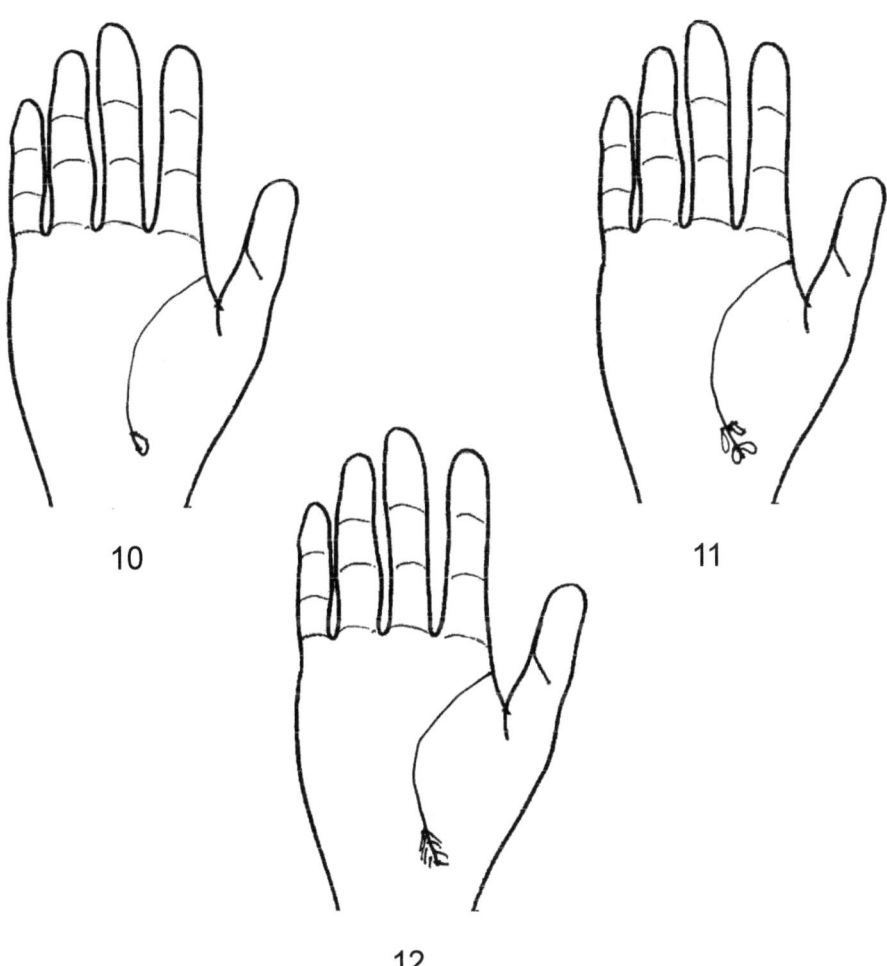

10

11

12

- **Sternförmiges Zeichen in der Mitte der Lebenslinie** (13): Hinweis auf eine akute Blasenentzündung

- **Sternchen im oberen Drittel auf der Lebenslinie** (14): akute Angina pectoris (Brustenge)

- **Blattförmige Insel am Ende der Lebenslinie** (15): Verdacht auf mögliche Krebserkrankung des Dick- und Enddarms

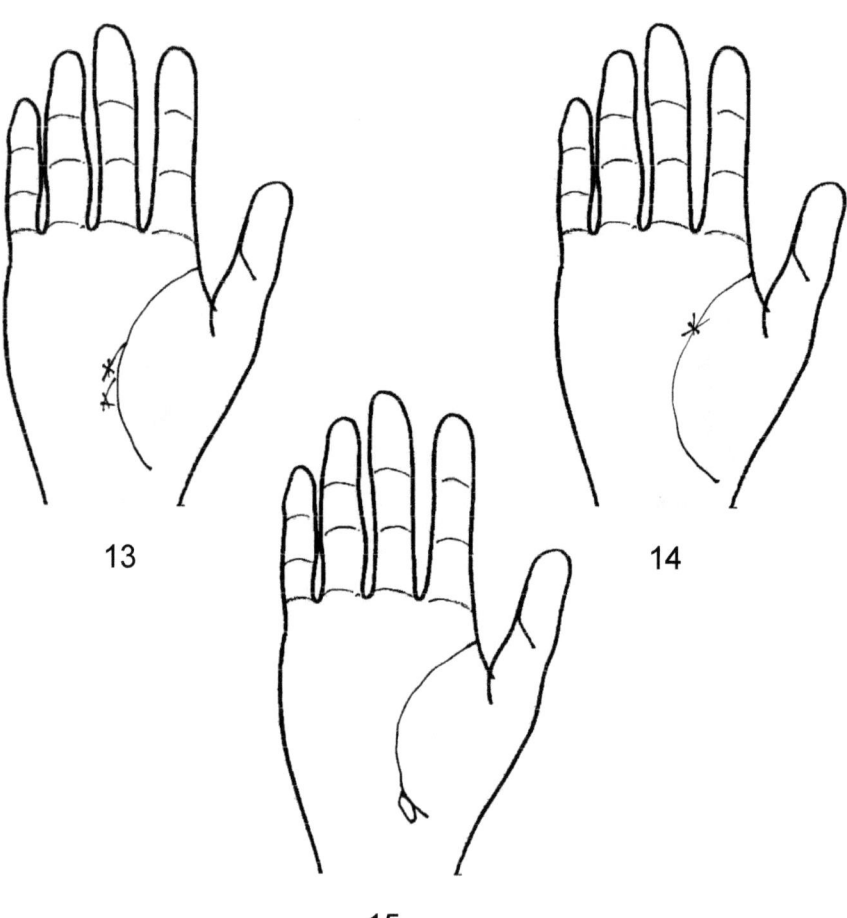

13

14

15

- **Dreieck am Ende der Lebenslinie** (16): Verdacht auf eine Hernie
- **Verdickung der Lebenslinie** (17): Bronchitis, Atemwegserkrankungen
- **Gabelung am Ende der Lebenslinie** (18): Arthritis

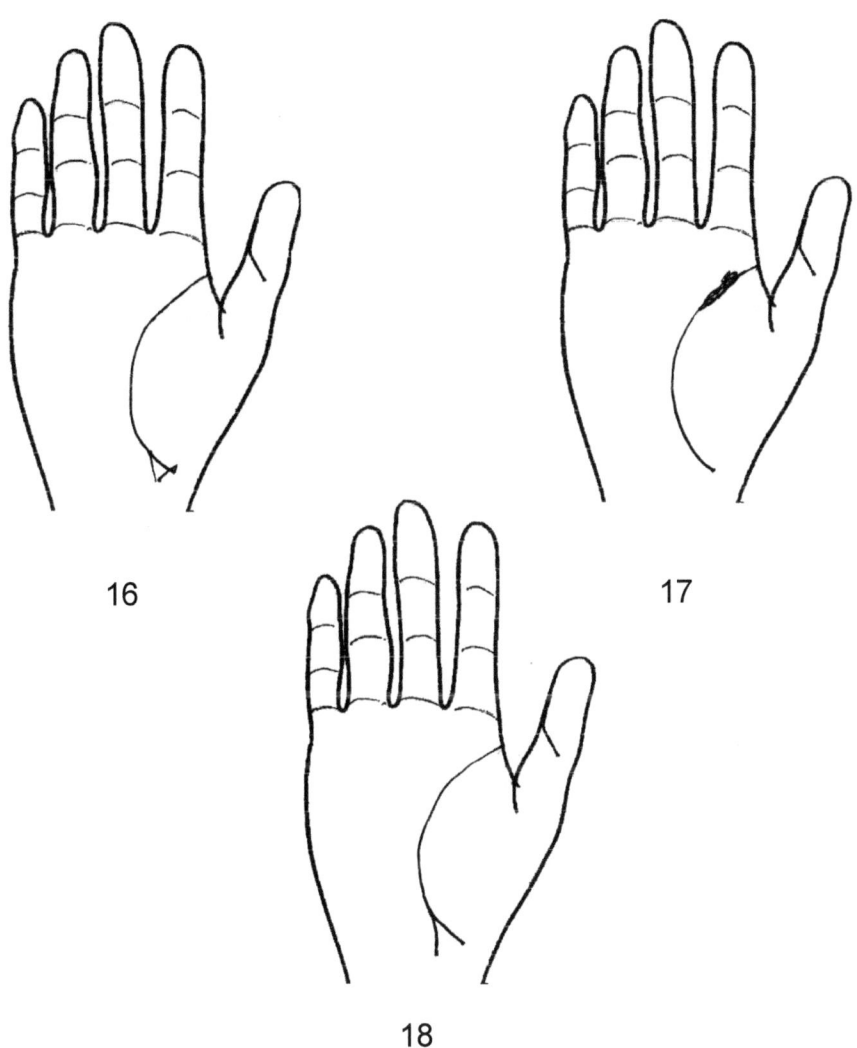

16   17

18

Die Kopflinie
chinesisch: Linie des Menschen

Sie beginnt zwischen Daumen und Zeigefinger, läuft quer über die Handfläche und senkt sich in den unteren Rand der Hand.

- **Kurze Kopflinie** (19): Neigung zu Kopfschmerzen, Schwindel, Epilepsie
- **Gerade Kopflinie** (20): stur, regt sich schnell auf, Kopfschmerzen bis Schlaganfall
- **Kopflinie mit großer Insel** (21): häufige Schwindelanfälle, Morbus Meniere

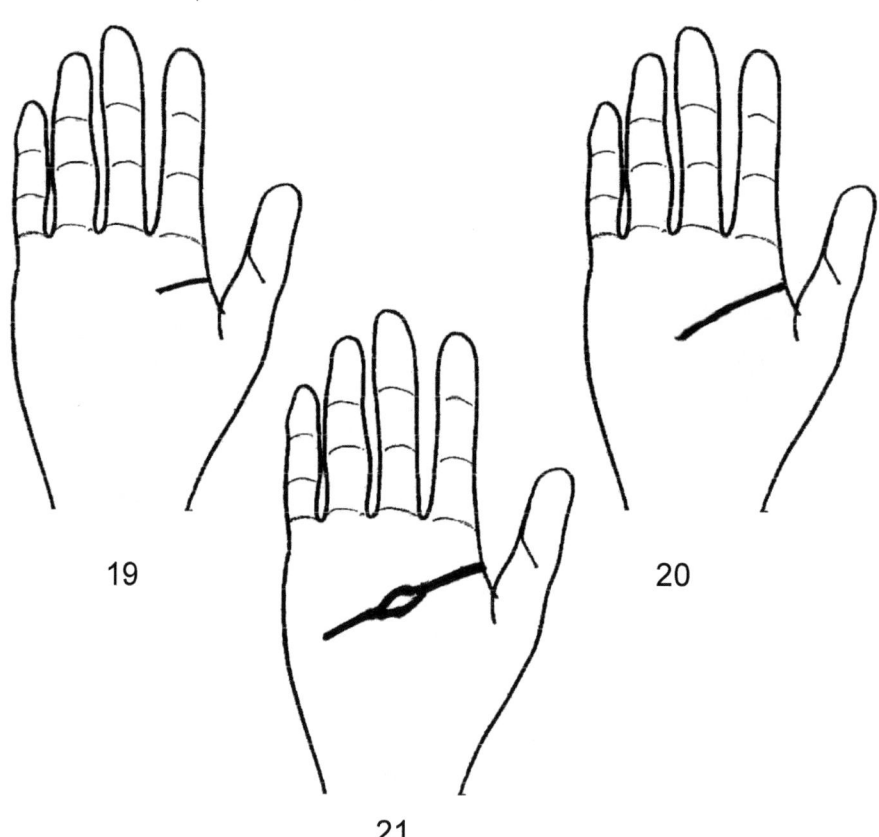

19

20

21

- **Kopflinie mit kleiner Insel** (22): Augenstörungen

- **Unterbrochene Kopflinie** (23): Kopfschmerzen, Hinweis auf Kopfverletzung

- **Gabelung am Ende der Kopflinie (Linie zum kleinen oder Ringfinger** (24): Beschwerden an der HWS (Halswirbelsäule)

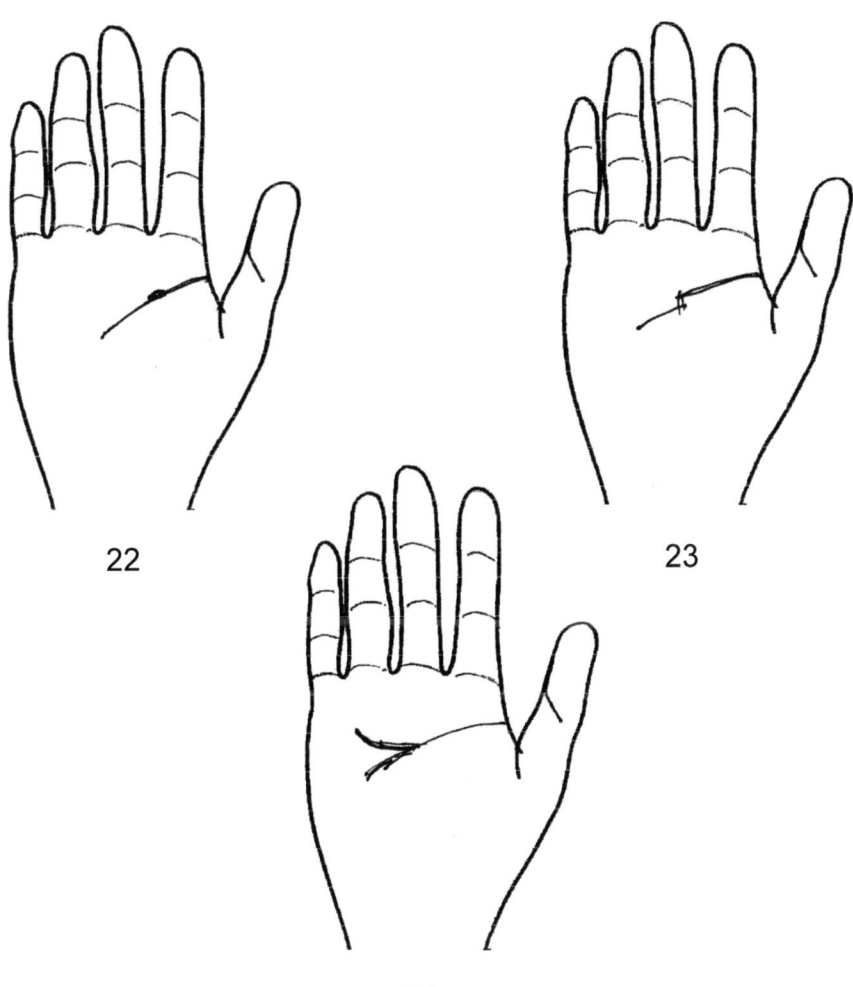

22

23

24

- **Ende der Kopflinie verästelt** (25): Lymphentzün-
dung

- **Kopflinie mit Störlinien** (26): häufige Kopfschmerzen

- **Kopflinie mit vielen Störzeichen** (27): starke Kopfschmerzen

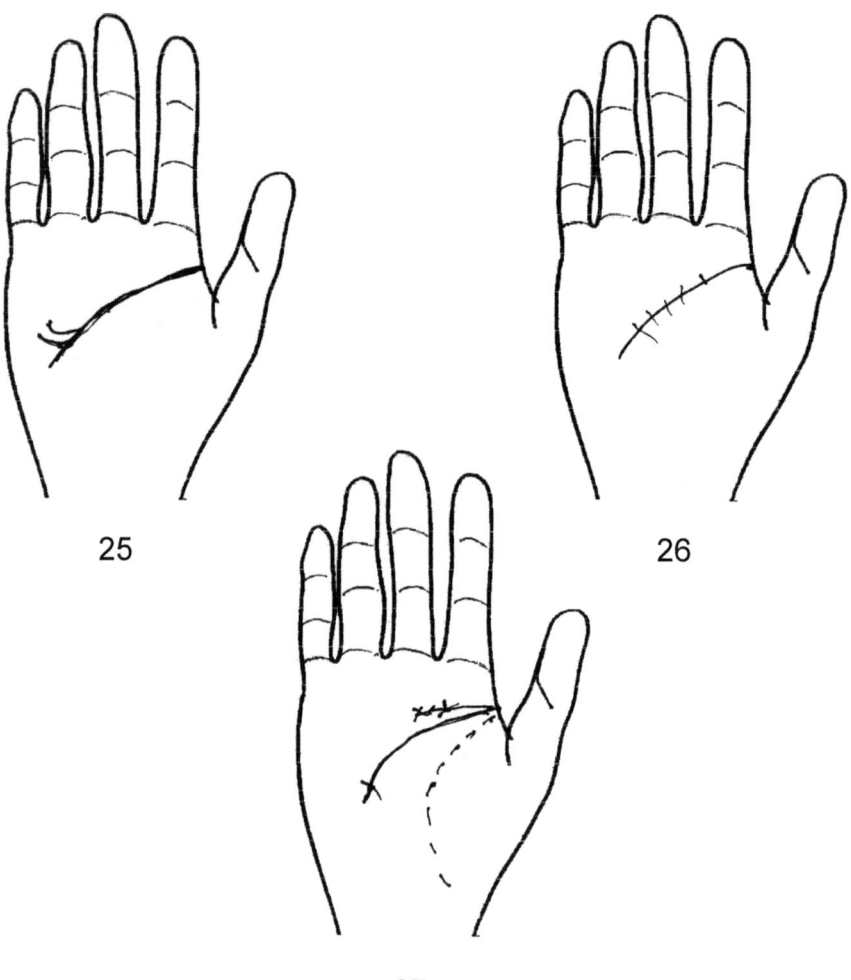

25

26

27

- **Kopflinie ist oberflächlicher oder unterbrochen als die anderen** (28): Hypotonie, Durchblutungsstörungen im Gehirn, Schwindel

- **Linien liegen zu eng aneinander** (29): häufige Magenschmerzen, Kopfschmerzen, Nervosität

- **Abstand zu groß zur Lebenslinie** (30): regt sich schnell auf, ungeduldig; bei Frauen Hinweis auf Flour albus (Weißfluss), bei Männern auf häufige Schweißbildung zwischen Schaft und Hoden

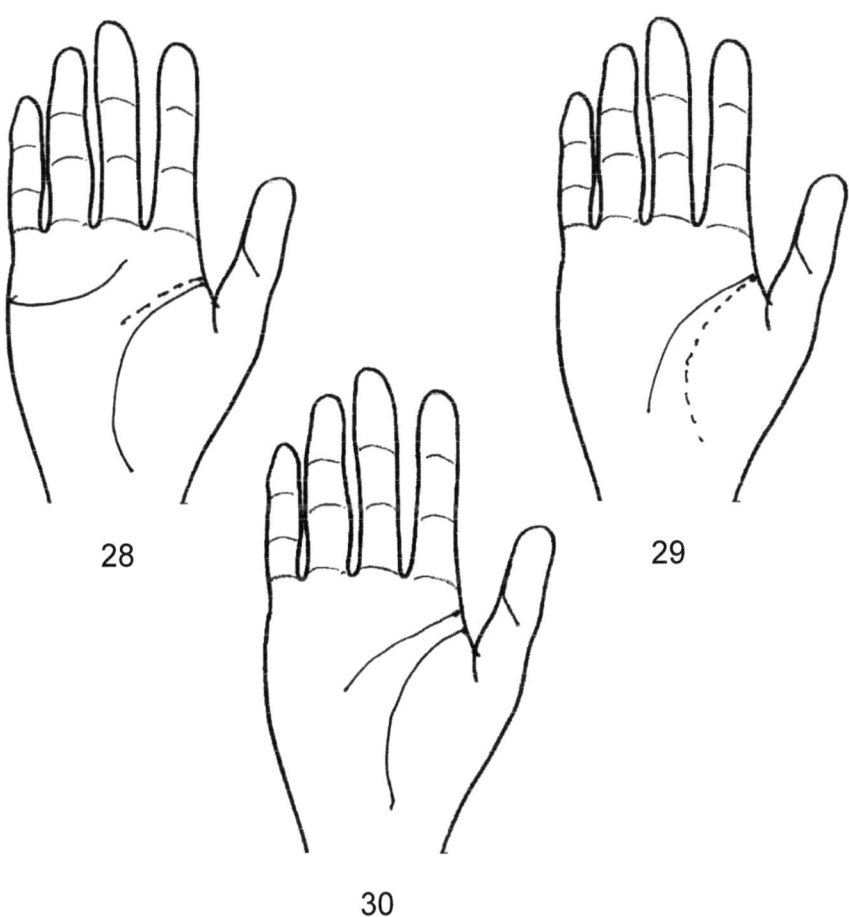

28

29

30

Die Herzlinie
chinesisch: Linie des Himmels

Sie beginnt am Handrand unter dem kleinen Finger, läuft quer über die Handfläche und endet meist zwischen Zeige- und Ringfinger.

- **Herzlinie wenig verästelt** (31): Unfruchtbarkeit

- **Keine Verästelung der Herzlinie** (32):
  Mann: nur wenige lebende Samen, Unfruchtbarkeit
  Frau: unfruchtbar, „kalte" Gebärmutter

- **Herzlinie mit vielen Störzeichen** (33): Störung der Atemfunktion schon von klein auf

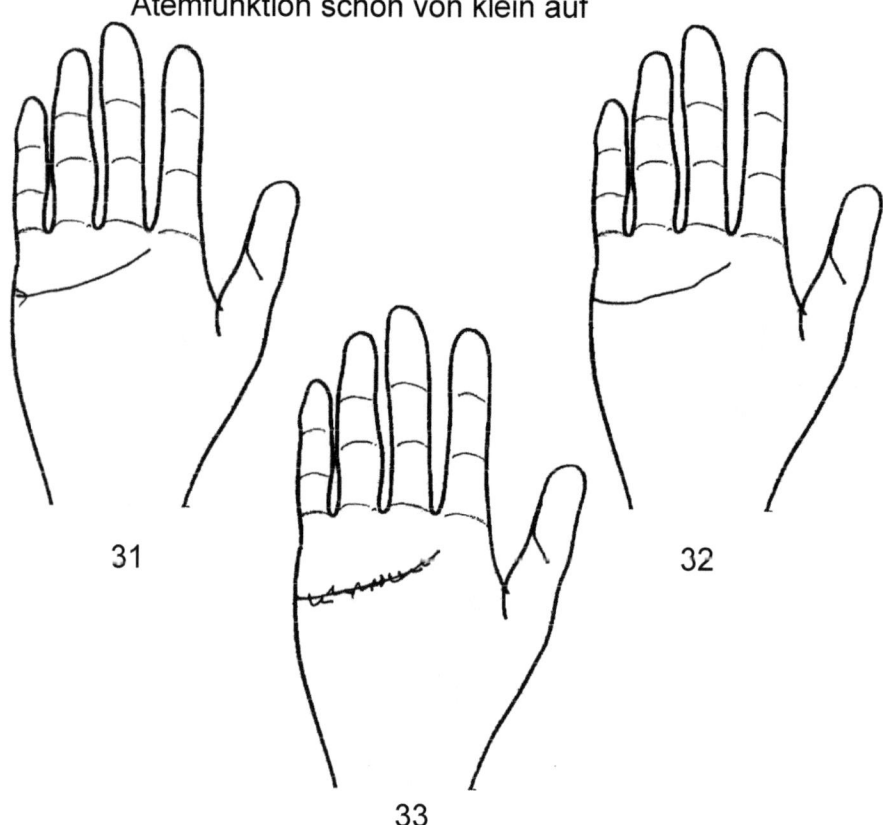

31

32

33

- **Geteilte Herzlinie** (34):
  Mann: Lungenprobleme bereits seit der Kindheit; schlechte Gesundheit

- **Lange Insel evtl. unter dem kleinen oder Ringfinger an der Herzlinie** (35): Hinweis auf Tinnitus oder Mittelohrentzündung

- **Herzlinie reicht bis zum Bereich zwischen Zeige- und Mittelfinger** (36): meist chronische Verdauungsstörungen

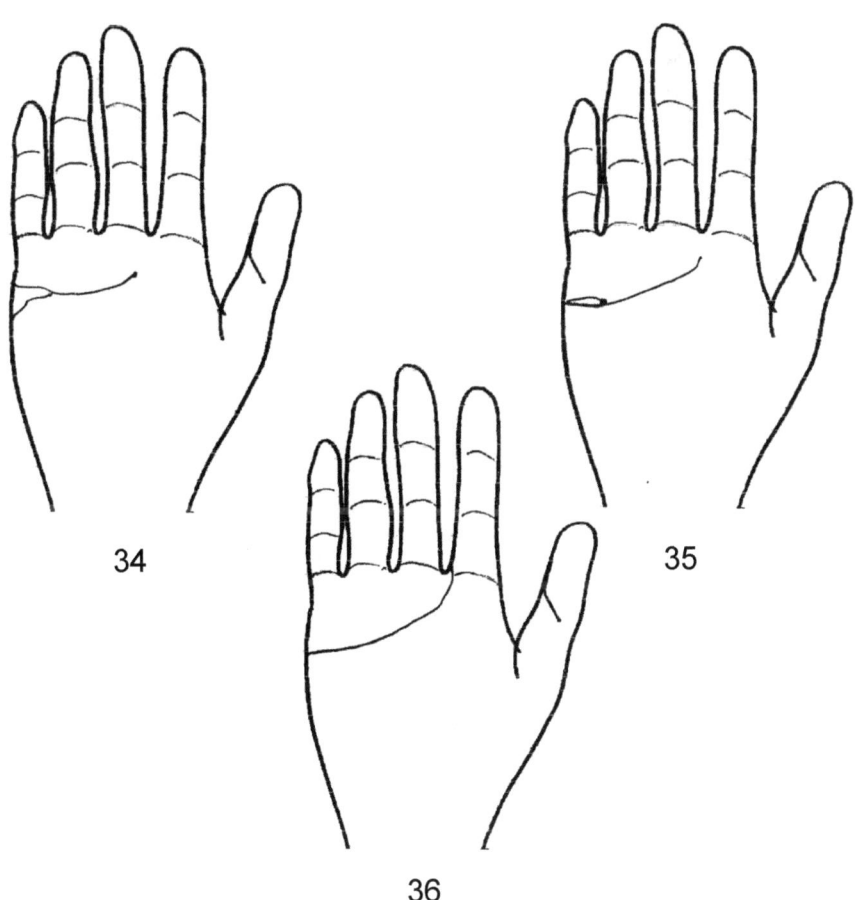

34

35

36

Die Zeichen

- **Sternchen und Kreuz unter dem Ringfinger** (37)
  deutet auf die Gefahr eines Schlaganfalls hin; sind
  diese Zeichen auch auf der Lebens- und Kopflinie
  vorhanden, ist das ein sicherer Hinweis darauf!

- **Feine Linien kurz unter dem Ringfinger** (38):
  Zeichen bei Hypotonie

- **Kleine Insel unter dem Ringfinger** (39): Hinweis
  auf Kurzsichtigkeit

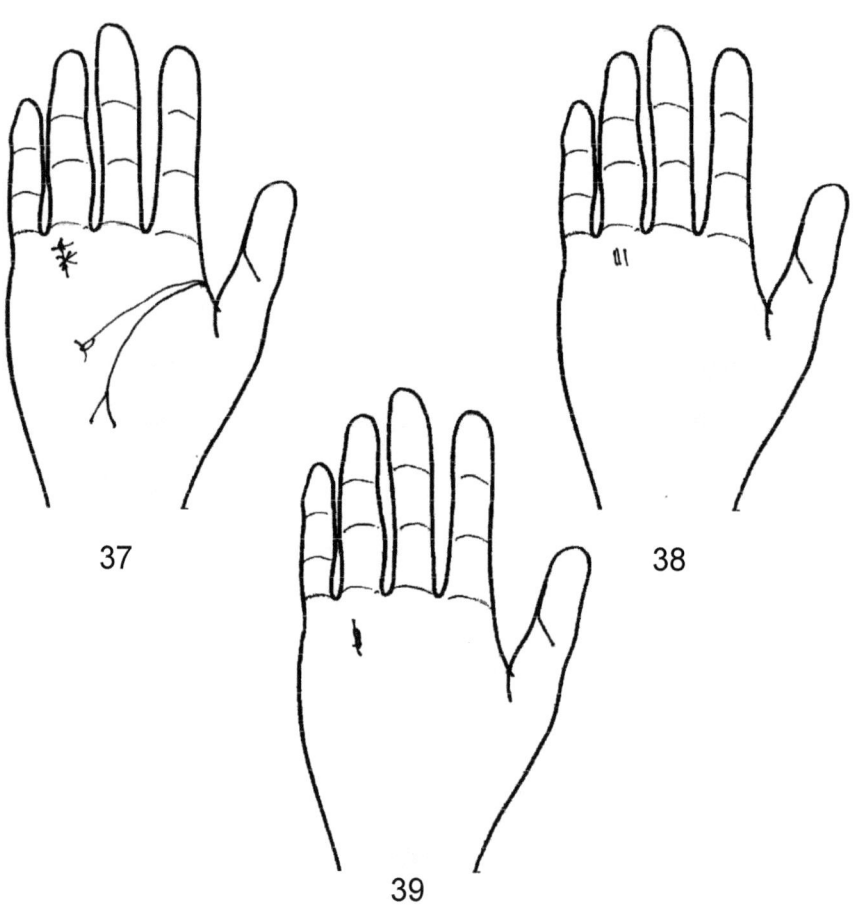

37

38

39

- **Zeichen unter dem Ringfinger** (40): Hypotonie

- **Sonnenlinien unter dem Ringfinger** (41): Neigung zu Problemen an der Halswirbelsäule

- **Sonnenlinien mit Störzeichen unter dem Ringfinger** (42): häufig bei chronischer Bronchitis

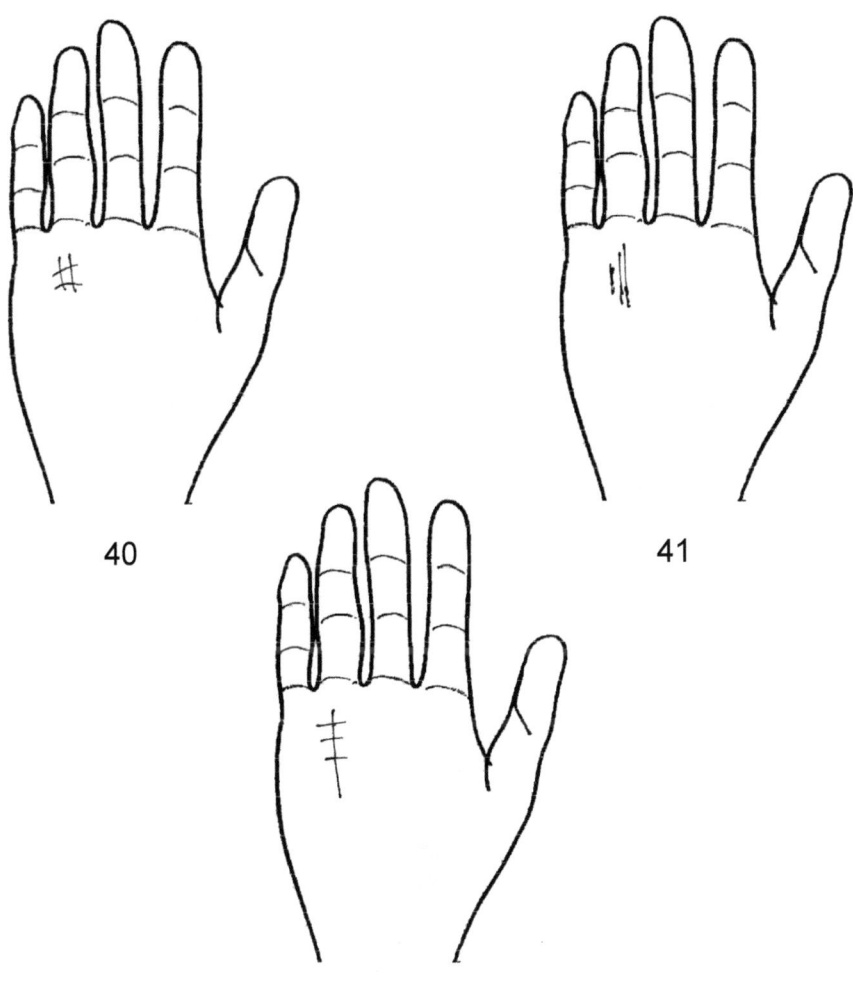

40

41

42

Handrücken

- Man findet häufig am Handrücken älterer Menschen **braune (Pigment-) Flecken,** die u.U. auf Darmstörungen hindeuten

- **starke Behaarung bei Frauenhänden** können Zeichen einer hormonelle Störung sein

- **dichte Behaarung bei Männerhänden** sind meist Zeichen von Energie und starker Sinnlichkeit

Die Finger

Bei kritischer Betrachtung der Finger können wir feststellen, dass sie nicht immer gerade, sondern oft krumm oder abgewinkelt gewachsen sind. Achten Sie auch auf Gelenkverdickungen! Dies kann wichtig für die Beurteilung sein.

- Eine **Krümmung am kleinen Finger** soll mit den Funktionen der Geschlechtsorgane zusammenhängen. So deutet diese Veränderung beim **Mann** auf eine Überempfindlichkeit oder Schwäche der Unterleibsorgane, bei der **Frau** auf eine Knickung der Gebärmutter hin.

- Finden sich **Veränderungen am oberen Glied des Ringfingers,** deutet es auf eine Blasen- oder Nierenschwäche hin.

- Ist das **zweite Gelenk des Ringfingers** verdickt, könnte es auf eine Schwäche der Herzenergie hindeuten.

- Am **Mittelfinger** können **verdickte Gelenke** auf Dick- oder Dünndarmprobleme hinweisen.

- Das **oberste Glied des Zeigefingers** spiegelt den Zustand von Leber und Milz wider, während die **unteren Glieder** auf Schwächen der Lungenenergie hinweisen.
- Der **Daumen** bildet die allgemeine Widerstandskraft des Körpers ab.

Die Fingernägel

Die Nägel von Fingern und Zehen sind Platten von verhornten Zellen der Oberhaut. Sie wachsen pro Monat ca. 3 mm, im Sommer etwas schneller als im Winter.

Finger- und Zehennägel können sehr viel über Ihre Gesundheit sowie über organische Schäden verraten. Viele Hautkrankheiten (Pilzerkrankungen, Psoriasis, Ekzeme...) und auch manche Allgemeinerkrankungen (Tuberkulose, Syphilis, Rachitis, Diabetes, Gicht, Bluterkrankungen, Nervenleiden) führen ebenfalls zu Nagelveränderungen. Warum das so ist, konnte auch die moderne Wissenschaft noch nicht erklären.

Man vermutet, dass bei bestimmten Krankheiten der Nagel nur ungenügend mit wichtigen Stoffen versorgt und so das Wachstum gestört wird. Aber auch die Einnahme bestimmter Medikamente oder Gifte können den Nagel verändern.

Ein Nagel benötigt etwa drei Monate Zeit, um ganz heraus zu wachsen. So können Sie feststellen, wann die Störung entstanden ist.

Bei der Diagnose werden vor allem Farbe, Form und Veränderungen beurteilt.

- **Der gesunde Nagel (1)** ist fest und glatt, gleichmäßig leicht gewölbt und rosafarben. Der weißliche, halbmondförmige Bereich am unteren Nagelende heißt Nagelmond. Darunter befindet sich Nagelmatrix, von der das Nagelwachstum ausgeht. Da die Nägel durchscheinend sind, kann die Farbe des Nagelbetts Hinweise auf die Durchblutung der Gewebe geben.

- **Spitz zulaufende Nägel (2)** zeigen eine Neigung zu Herzstörungen, manchmal auch zu Rückenbeschwerden an.

- **Ein auffälliger dicker Wulst (3)** ist Zeichen für eine Nagelbettverletzung, die vor einiger Zeit stattgefunden hat.
  Er kann aber auch eine Begleiterscheinung von einer Arthritis (Gelenkentzündung) oder einer angeborenen Psoriasis (Schuppenflechte) sein.

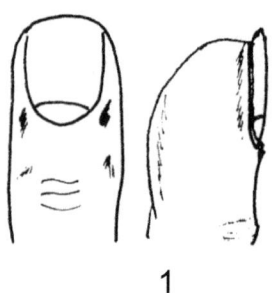 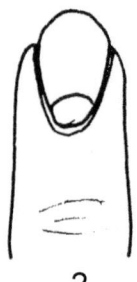 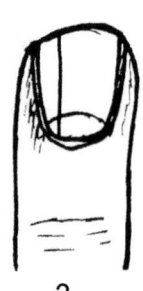

     1   2   3

- **Bei Uhrglasnägel (4)** wölben sich die Nägel stark nach außen hin, sowohl längs wie quer. Die Nägel sind groß und rund. Dies kann auch angeboren sein, sich im Alter leicht vergrößern, hat dann aber keine diagnostische Aussage.)
  Wenn diese Nagelveränderung plötzlich an einem oder mehreren Fingern (seltener Zehen) auftritt, deutet es auf innere, auch genetisch bedingte Krankheiten hin, die mit einer Zyanose (Blaufärbung

von Lippen und Fingernägeln auf Grund eines Sauerstoffmangels des Blutes und Gewebes) einhergehen, z.B. chronische Herz- und/oder Lungenerkrankungen, Leberschäden, Mukoviszidose, Asthma, chronische Darmentzündungen.
Hier sollte ein Arzt aufgesucht werden!

- Häufig treten Uhrglasnägel in Kombination mit **Trommelschlegelfingern (5)** auf. Dabei sind die Fingerendglieder kolbenförmig aufgetrieben und die Weichteile verdickt. Ursache ist ein chronischer Mangel an Sauerstoff im Blut und Gewebe (Hypoxämie) bei Herz- und Lungenkrankheiten, sowie bei Colitis ulcerosa, Morbus Crohn und Leberzirrhose.
Hier sollte ein Arzt aufgesucht werden!

- **Löcher und Gruben (6)** deuten auf eine gestörte Funktion von Niere und Milz hin.

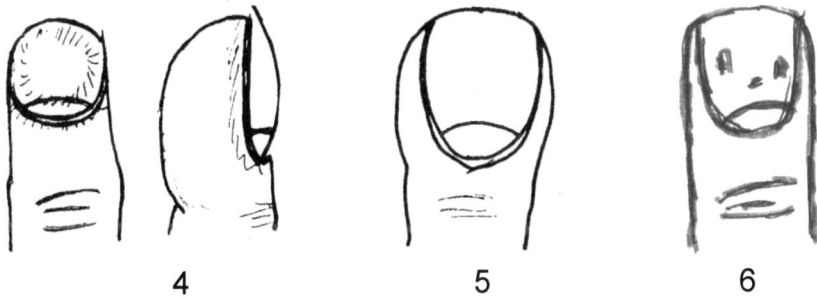

4   5   6

- **Ein fehlender Nagelmond (7)** könnte auf eine Lebererkrankung, auf eine allgemeine Nervenschwäche oder eine nervöse Herzschwäche hindeuten.

- **Ein großer, gewölbter Nagelmond (8)** weist auf mögliche Herzrhythmusstörungen oder ein Infarktrisiko hin.

- **Bei Löffelnägel (9)** wurde meist die Hornsubstanz durch Putzmittel oder anderen aggressiven Stoffen aufgeweicht und hat so die Form eines Löffels angenommen.
Kommt dies nicht in Frage, könnten eine Schilddrüsenstörung, ein Eisen- oder Vitaminmangel die Ursache sein.

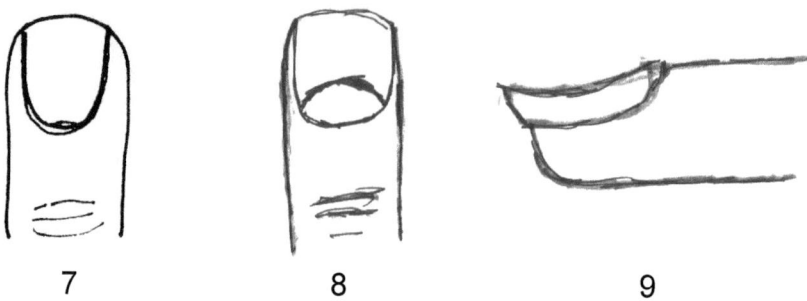

7   8   9

- **Tiefe Querrillen (10)** entstehen in den meisten Fällen durch Verletzung der Nagelwurzel oder der Nagelhaut.
Ursache könnten ein Vitamin- und/oder Mineralstoffmangel sein oder auch schwere Stoffwechselstörungen, verbunden mit einem Vitamin B3-Mangel, sowie einer „Verschlackung" des Körpers durch Medikamenten-Einnahme, Umweltgiften oder häufigen Diäten.
Ist das Problem überwunden, wachsen die Rillen wieder aus.

- **Längsrillen, z.T. unterbrochene starke Linien (11)** könnten ein Zeichen für eine Darmerschlaffung, aber auch für chronische Entzündungen wie z.B. bei Rheuma sein.

- **Leichte Längsrillen (12)** = Hinweis auf eine leichte Darmerschlaffung. Bei angeborenen Linien haben sie keine pathologische Aussage. Bei älteren Menschen könnte ein Flüssigkeitsmangel Ursache sein. Mehr trinken!

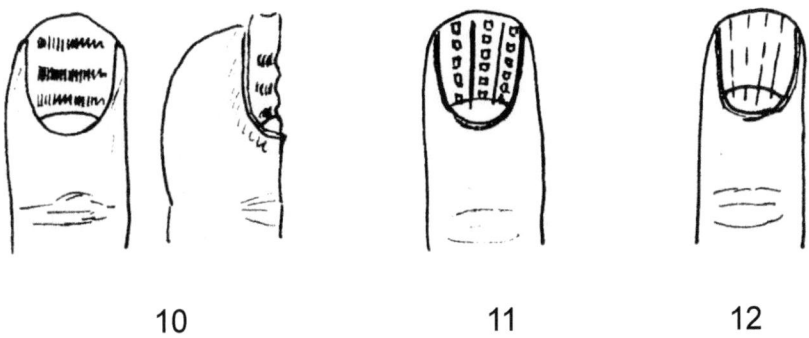

| 10 | 11 | 12 |

- **brüchige Nägel** entstehen in den meisten Fällen durch aggressive Putzmittel, Nagellackentferner... Ursache können aber auch hormonelle Störungen (Schilddrüse, Diabetes), Neurodermitis, Psoriasis (Schuppenflechte) oder Mineralstoffwechsel-Störungen sein

- **bröckelige, rissige, verdickte und an umschriebenen Stellen schmutziggelbe Nägel, oft mit gerötetem und geschwollenem Nagelbett** sind Zeichen einer Pilzinfektion. Meistens sind nur einzelne Nägel betroffen

- **abgekaute Fingernägel** sind ein Zeichen für Nervosität, Unruhe, Ängstlichkeit oder Unsicherheit

- **spröde, rissige Nägel** deuten auf einen Mangel an Mineralien, vor allem Zink und Kalzium, sowie Biotin (Vitamin B) hin

Die Farbe der Nägel

- **Kräftig rote Nägel** sind oft Zeichen eines sehr hohen Blutdrucks

- **blassrote Nägel** weisen auf eine Blutarmut hin

- **rot anlaufende Nägel und Fingerspitzen** finden wir häufig bei Asthmatikern

- **orangefarbene Nägel** können auf eine chemische Vergiftung hindeuten

- **blaue Nägel** findet man bei Menschen mit Kreislaufstörungen, eine **intensive Blaufärbung** bei chronischen Herz-Krankheiten

- **schwarze oder schwarzgraue Nägel** sieht man bei schweren Medikamenten- oder Metallvergiftungen

- **hellgelbe Nikotinverfärbungen** beobachtet man bei einzelnen Fingern

- **weiße Punkte auf den Nägeln** sind in der Regel harmlos und werden oft durch eine unsachgemäße Maniküre verursacht. Sie können aber auch ein Zeichen für Kalziummangel oder hormonelle Störungen (Eierstöcke, Gebärmutter, Schilddrüse) sein.

- **weiße Flecken auf den Nägeln** können auch ein Zeichen von Nervosität oder einer Harnsäurebelastung sein

- **ein blauer Fleck** unter dem Nagel ist ein Bluterguss. Erhitzen Sie eine Nadel und stechen ein Loch in den Nagel. So kommt es zu einer Druckentlastung. Desinfizieren Sie den Nagel anschließend und schützen ihn mit einem Pflaster.

- **Schwarze Punkte oder Linien** unter dem Nagel können ein Hinweis auf ein Melanom sein!

Behandlung in der TCM (shou liao)

Bei der Handakupunktur werden Punkte am Handrücken und der Handfläche behandelt. Sie können die Punkte massieren, drücken, mit dem Fingernagel, verschiedenen Massagestäbchen oder -hölzern oder mit Akupunkturnadeln stimulieren. Es gibt auch Geräte mit elektrischen, magnetischen oder Laser-Impulsen.

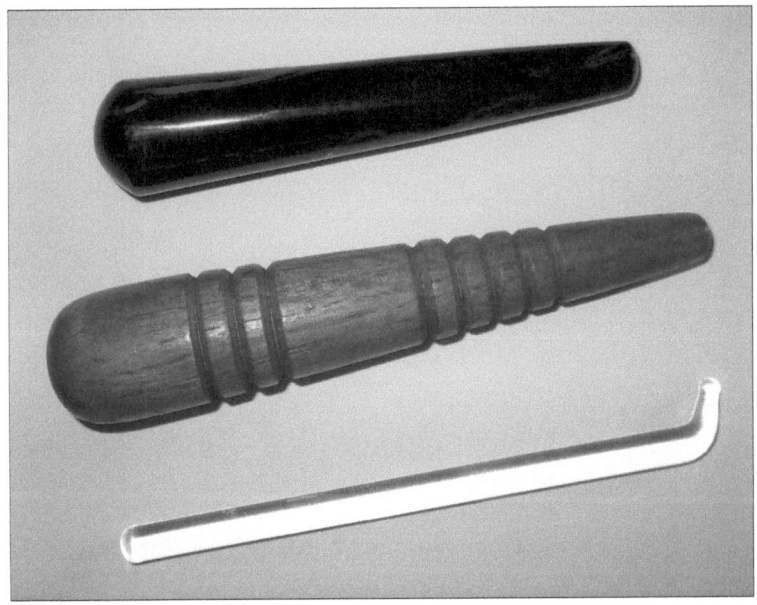

Die Anwendung der Handakupunktur

- Sie ist besonders wirksam bei akuten Schmerzen und bei Nasenbluten. Bei chronischen Beschwerden tritt eine Besserung oft erst nach der zweiten, dritten oder vierten Behandlung ein.

- Während einer akuten Schmerzphase oder bei anderen akuten Zuständen wie Übelkeit, Schwindel,... ist eine Therapie besonders hilfreich, während bei chronischen Prozessen der Zeitpunkt der Behandlung nicht entscheidend ist.

- Bei einseitigen Beschwerden behandeln Sie immer die Gegenseite (z.B. linkes Knie – rechte Hand). Treten die Beschwerden beidseitig auf, werden die entsprechenden Punkte an beiden Händen behandelt.

- Bei schmerzhaften Störungen des Bewegungsapparates bewegen Sie die betreffende Region während der Therapie.

- Die Akupunktur der Hand mit Nadeln wird mit ganz dünnen Nadeln und geringer Einstichtiefe durchgeführt und sollte Fachleuten vorbehalten sein.

- Die Therapie sollte im Sitzen durchgeführt werden.

- Die Handakupunktur kann mit anderen Akupunkturtechniken kombiniert werden.

- Sie ist besonders geeignet für Kinder, da sie schmerzlos ist.

- Sie können die Behandlung selbst durchführen

Die Punkte auf dem Handrücken und ihre Bedeutung

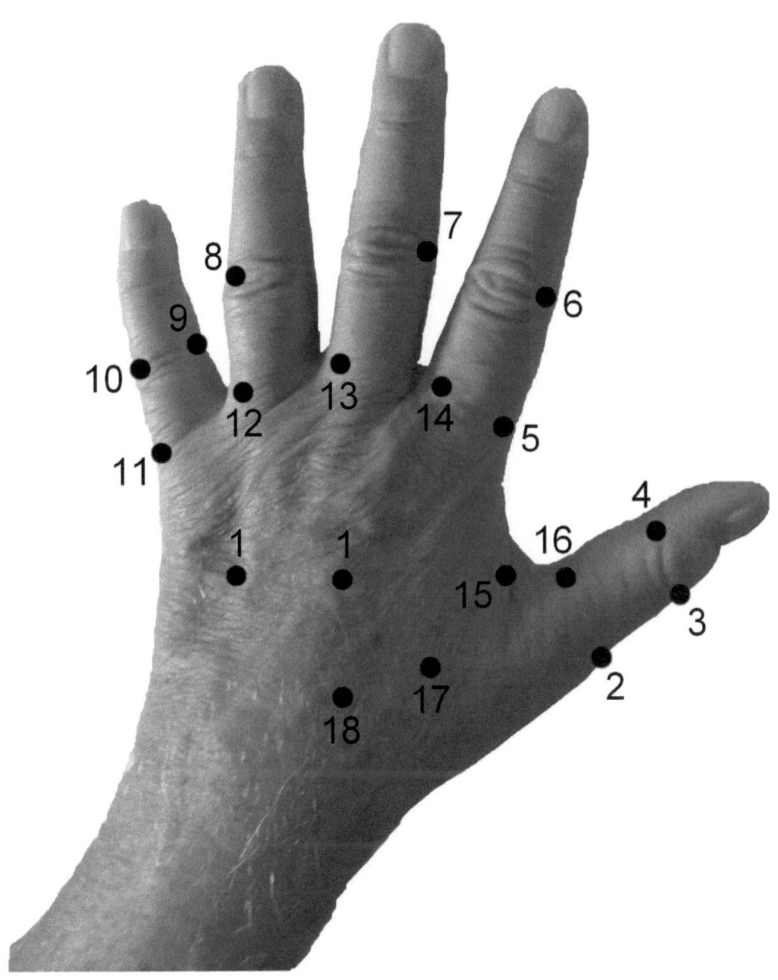

– **Punkt 1: Lende, Bein**
wo? fahren Sie die Handröhrenknochen zwischen
Zeige- und Mittelfinger, sowie kleinem und Ringfinger
bis zu den Handwurzelknochen entlang
wann? besonders bei akuten Rücken- und Kreuz-
schmerzen, Ischialgien

– **Punkt 2: Fuß**
wo? auf dem höchsten Punkt des Daumengrund-
gelenks in einem Gelenkspalt, etwa in der Höhe der
äußeren Nagellinie
wann? bei arthritischen oder rheumatischen Gelenk-
schmerzen

– **Punkt 3: Brust**
wo? mittlere Falte des Daumenmittelgelenks auf der
äußeren Nagellinie
wann? hat sich bewährt bei Übelkeit und Erbrechen
(einige Autoren sprechen auch von Besserung bei
epileptischen Problemen); Zwischenrippenschmer-
zen

– **Punkt 4: Auge**
wo? gegenüber von Punkt 3
wann? akute Bindehautentzündung

– **Punkt 5: Schulter**
wo? Zeigefingergrundgelenk in Höhe der Nagellinie,
zur Daumenseite
wann? Schulterschmerzen

– **Punkt 6: Stirn**
wo? am Zeigefingermittelgelenk in Höhe der Nagellinie, daumenwärts
wann? Stirnhöhlenentzündung, Stirnkopfschmerz; da
die Stirn durch den Magenmeridian mit den Bauch-
organen verbunden ist, können auch Magenbe-

schwerden und Bauchkoliken mit diesem Punkt versuchsweise behandelt werden

- **Punkt 7: Scheitel**
  wo? Mittelfingermittelgelenk in Höhe der Nagellinie, zum Zeigefinger hin
  wann? bei Kopfschmerzen

- **Punkt 8: rechte, bzw. linke Kopfhälfte**
  wo? Ringfingermittelgelenk in Höhe der Nagellinie, zum kleinen Finger hin
  wann? Kopfschmerz und Migräne, rechts- oder linksseitig (beachten Sie die Seitenregel!). Brustschmerzen und Gallenkolik, da der Gallenblasenmeridian seitlich des Kopfes verläuft und somit Kopf-, Brust- und Gallenregion energetisch miteinander verbindet

- **Punkt 9: Damm**
  wo? am Kleinfingermittelgelenk, gegenüber von Punkt 8
  wann? bei schmerzhaften Hämorrhoiden und Analfissuren, versuchsweise bei einer entzündeten Prostata

- **Punkt 10: Hinterkopf**
  wo? Kleinfingermittelgelenk, an der Nagellinie außen
  wann? Hinterkopfschmerz, versuchsweise bei einer Tonsillitis

- **Punkt 11: Wirbelsäule**
  wo? Kleinfingergrundgelenk, an der Nagellinie außen
  wann? Rückenschmerzen, versuchsweise bei Ohrenrauschen

- **Punkt 12: Ischiasnerv**
  wo? Ringfingergrundgelenk, an der Nagellinie hin zum kleinen Finger
  wann? Hüftschmerzen, Ischialgien

- **Punkt 13: Innerer Hals**
  wo? Mittelfingergrundgelenk, an der Nagellinie hin zum Ringfinger
  wann? Tonsillitis, Zahnschmerzen, versuchsweise bei Trigeminusneuralgie

- **Punkt 14: Äußerer Hals, Nacken**
  wo? Zeigefingergrundgelenk, an der Nagellinie hin zum Mittelfinger
  wann? HWS-Syndrom (Schmerzen an der Halswirbelsäule

- **Punkt 15: Nasenbluten**
  wo? in der sogenannten „Schwimmhaut", die beim Spreizen von Zeigefinger und Daumen entsteht. Der Punkt liegt genau in der Mitte und etwa 3 mm vom Rand entfernt

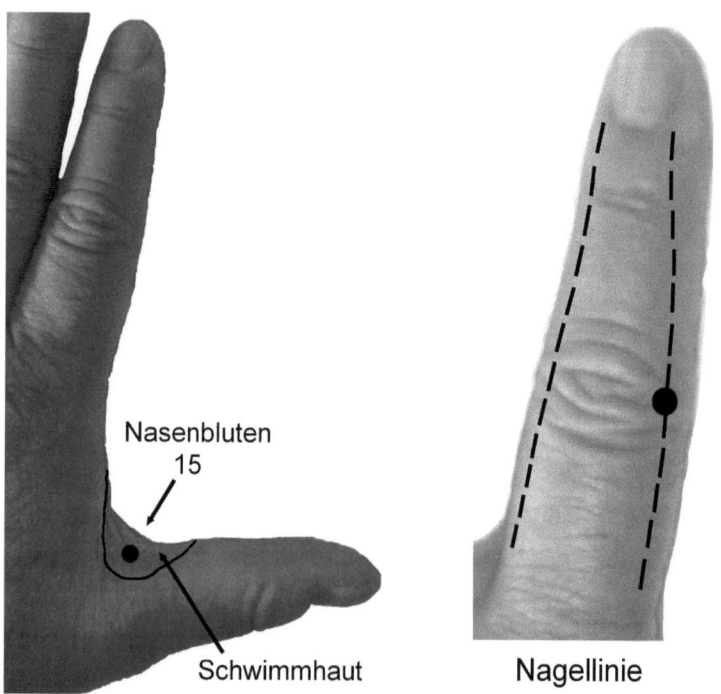

Nasenbluten
15

Schwimmhaut   Nagellinie

- **Punkt 16: Kopf**
  wo? Daumengrundgelenk an der Nagellinie hin zum Zeigefinger
  wann? Kopfschmerzen

- **Punkt 17: Nase**
  wo? genau dort, wo die Röhrenknochen von Daumen und Zeigefinger zusammentreffen
  wann? Nebenhöhlenentzündung, Schnupfen

- **Punkt 18: Handgelenk**
  wo? ziehen Sie eine Linie von der Mitte zwischen Zeige- und Mittelfinger bis zur oberen Handgelenkfalte
  wann? steife Gelenke infolge von Rheuma oder Arthritis,...

Die Punkte der Innenhand und ihre Bedeutung

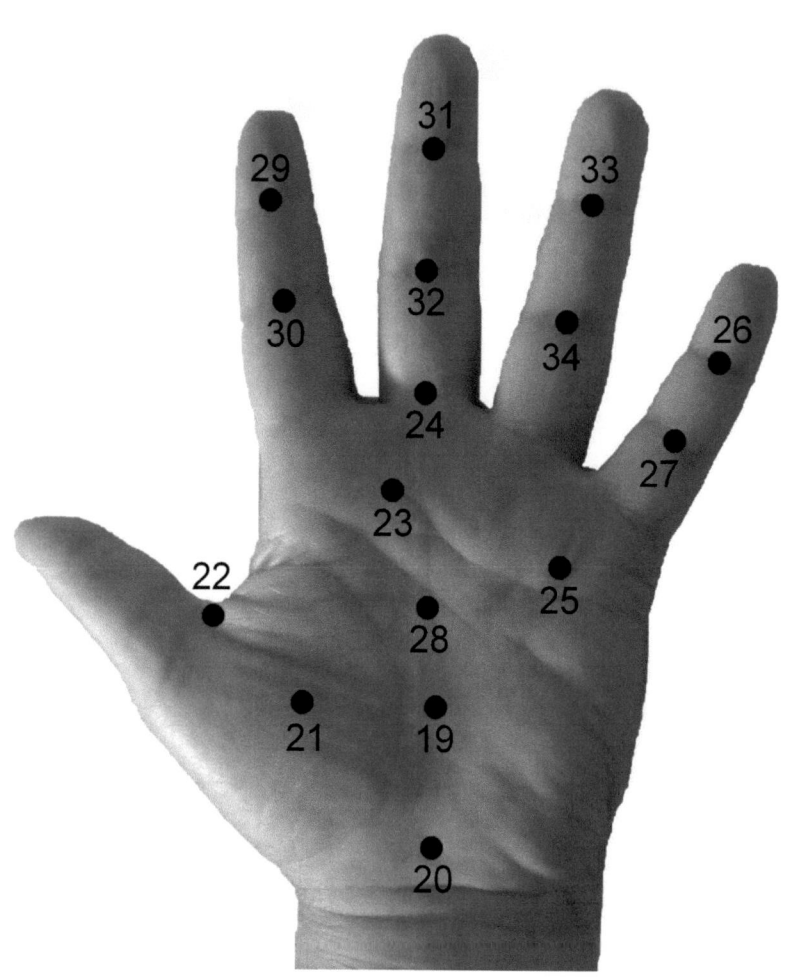

- **Punkt 19: Oberbauch**
  wo? bei leichter Beugung der Handfläche führen Sie den Daumen der anderen Hand mit leichtem Druck Richtung Handgelenkfalte, bis Sie Widerstand spüren
  wann? Oberbauchschmerzen, hervorgerufen durch Gastritis, Magen-Darmentzündung, ...
- **Punkt 20: Fußgelenk**
  wo? etwa 1 ½ Querfingerbreit unter Punkt 19
  wann? Schmerzen im Fußgelenk aufgrund von Rheuma, Arthritis,...
- **Punkt 21: Erkältung**
  wo? zwischen Punkt 19 und 20 etwa 1 ½ Querfingerbreit seitlich auf dem Daumenballen
  wann? bei grippalen Infekten, Schnupfen
- **Punkt 22: Hysterie**
  wo? wenn Sie den Daumen abspreizen, finden Sie am Daumengrundgelenk den Punkt in der Mitte der senkrechten Gelenkfalte
  wann? Dieser Punkt ist zuständig für alle vegetativen, nervösen oder psychischen Störungen, jedoch hilft nicht bei organisch bedingten Nervenleiden, Angstgefühlen, depressive Verstimmungen.
- **Punkt 23: Bronchitis**
  wo? dritteln Sie die Strecke von der Schwimmfalte zwischen Zeige- und Mittelfinger bis zur Kopflinie. Am Ende des ersten Drittels liegt der Punkt
  wann? bei akuter oder chronischer Bronchitis mit Husten und Fieber
- **Punkt 24: Mund**
  wo? in der Mitte der Falte am Mittelfingergrundgelenk
  wann? Aphten (Bläschen im Mund), Stomatitis (Entzündung der Mundschleimhaut) und kleine Geschwüre an der Zunge

- **Punkt 25: Herz**
  wo? zwischen Ring- und kleinen Finger, etwa einen halben Querfinger oberhalb der Herzlinie
  wann? nicht organische Herzsensationen wie Herzklopfen, Herzjagen, Beklemmungsgefühle

- **Punkt 26: Niere**
  wo? in der Mitte der Falte am Endgelenk des kleinen Fingers
  wann? bei allen schmerzhaften Erkrankungen der Niere

- **Punkt 27: Bettnässen**
  wo? in der Mitte der Falte vom Mittelfingergrundgelenk
  wann? Bettnässen, versuchsweise bei der Inkontinenz alter Menschen

- **Punkt 28: Hyperhydrosis (übermäßiges Schwitzen)**
  wo? gerade 1 ½ Querfingerbreit über Punkt 19

- **Punkt 29: Dickdarm**
  wo? in der Faltenmitte des Zeigefingerendgelenks
  wann? Übelkeit, Blähungen, Dickdarmentzündung

- **Punkt 30: Dünndarm**
  wo? in der Mitte des Zeigefingermittelgelenks
  wann? Durchfall

- **Punkt 31: Herz**
  wo? in der Mitte des Mittelfingerendgelenks
  wann? nervöses Herzklopfen

- **Punkt 32: Dreifach-Erwärmer (zuständig für Lymphsystem und Hormone)**
  wo? mittig vom Mittelfingermittelgelenk
  wann? Erkrankungen im Lymphsystem

- **Punkt 33: Milz**
  wo? in der Faltenmitte des Ringfingerendgelenks
  wann? bei gutartigen Erkrankungen des Blutes wie Anämie, Polyglobulie als Unterstützung zur medikamentösen Therapie

- **Punkt 34: Leber**
  wo? mittig in der Falte des Ringfingermittelgelenks
  wann? Appetitlosigkeit, Blähungen

Behandlungsvorschläge

Die Punkte können einzeln oder in Kombination mit Punkten ähnlicher Indikation stimuliert werden.

- **Migräne:** 8, 10, 6 und 22
- **Kopfschmerzen, die vom Nacken halbseitig zur Stirn ziehen:** 8, 10, 6
- **Ischias-Beschwerden:** 1, 11, 12
- **Erkältung, Bronchitis, Husten:** 21, 23, 13
- **Nebenhöhlenentzündung:** 21, 17
- **Magenschleimhautentzündung:** 19, 34, 30; sollte die Ursache psychischer oder nervöser Art sein, dann zusätzlich Punkt 22
- **Angstgefühle, Unruhezustände:** 22, 25 oder 31
- **Bettnässen:** 27, 26, ev. Punkt 22
- **Nervöses Herzklopfen:** 31 oder 25 mit 22

Handmassage bei Schmerzen im Bewegungsapparat

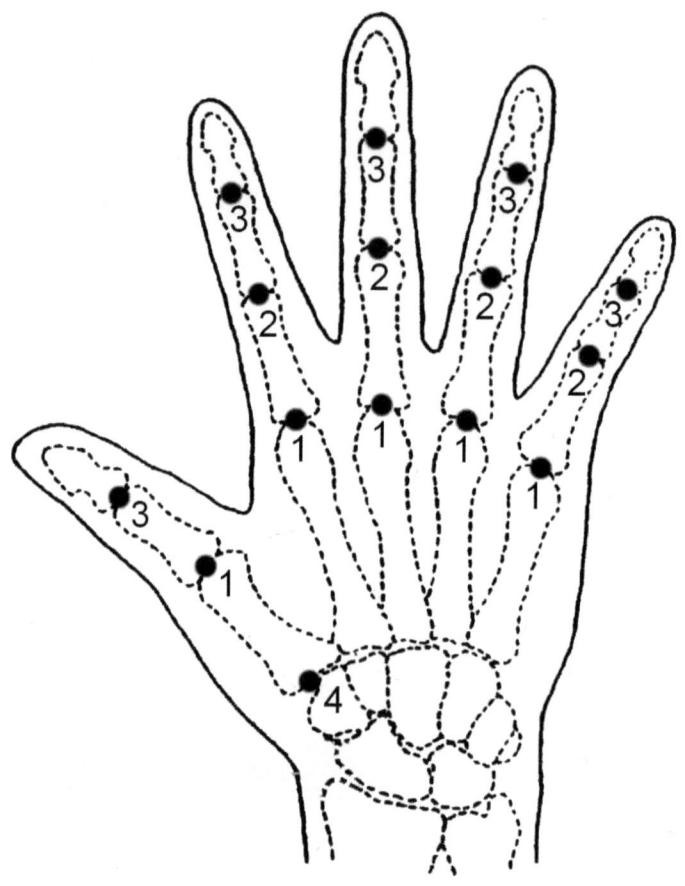

1 Grundgelenke	2 Mittelgelenke
3 Endgelenke	4 Daumensattelgelenk

Hier werden spezielle Bereiche der Hand, die den Reflexzonen entsprechen, gedrückt oder gerieben (30 Sekunden lang kräftig reiben).

- **Stirnschmerzen (1):** reiben Sie am Zeigefingerend-
gelenk
- **Nacken-/HWS-Schmerzen (2):** reiben Sie vom
Zeigefingergrundgelenk in Richtung Mittelfinger

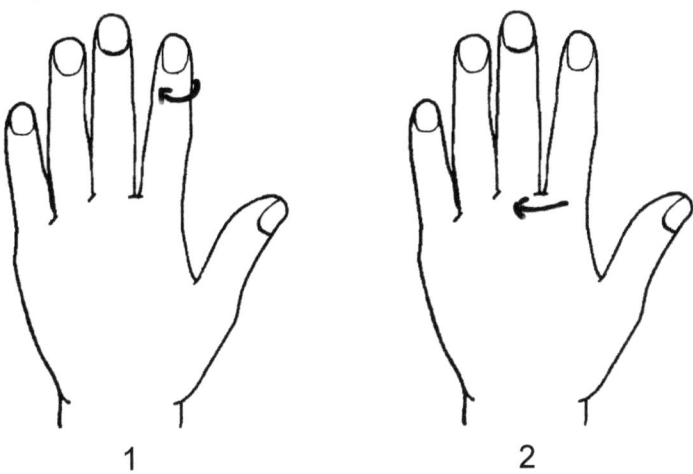

1   2

- **HWS-Beschwerden (3):** reiben zwischen Daumen-
grund- und Endgelenk
- **BWS-Schmerzen (4):** reiben Sie zwischen Daumen-
grund- und Daumensattelgelenk

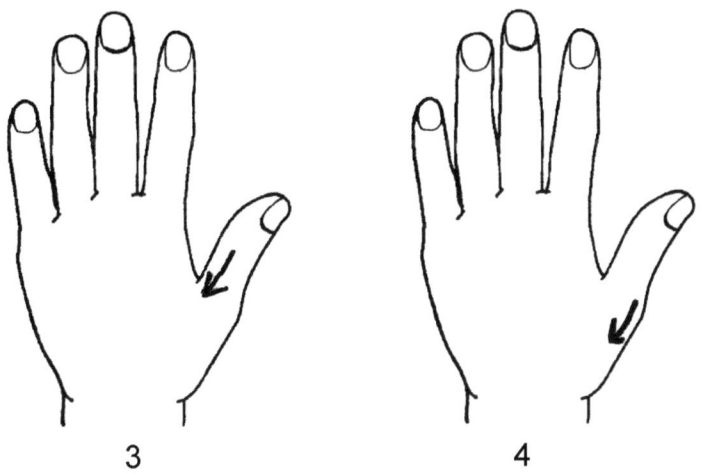

3   4

- **LWS-Beschwerden (5):** reiben Sie vom Daumensattelgelenk Richtung Speiche
- **Wirbelsäulen-Schmerzen (6):** kreisen und reiben Sie im angegebenen Areal

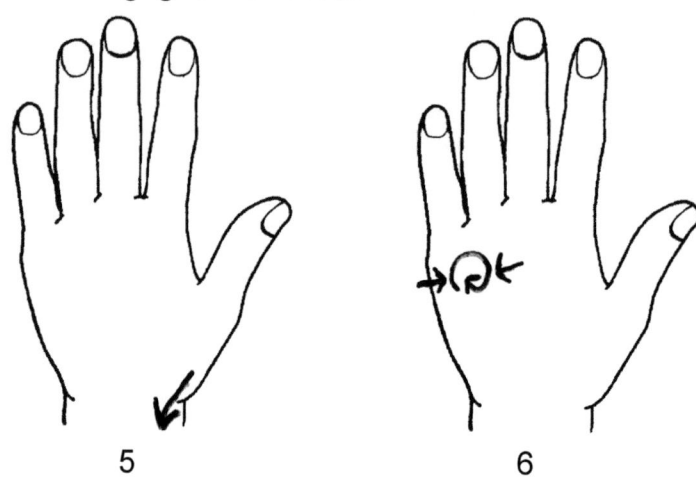

5   6

- **Rückenschmerzen (7):** reiben Sie im Bereich Lende/Bein
- **Schmerzen an Hüfte, unterer Rücken (8):** reiben Sie kräftig am Handgelenk

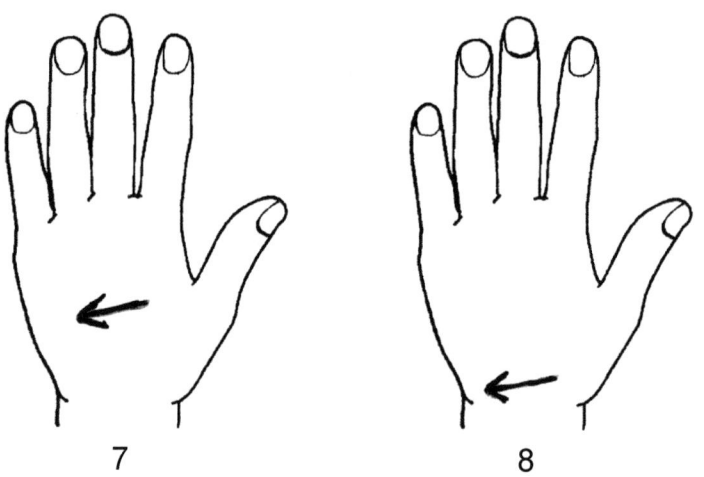

7   8

Anregung innerer Organe

- **Atemwegserkrankungen (1):** reiben Sie etwa 20 – 30 x am Daumen entlang
- **Solar Plexus (2):** reiben Sie kräftig im angegebenen Areal in der Handfläche 20 – 30 x

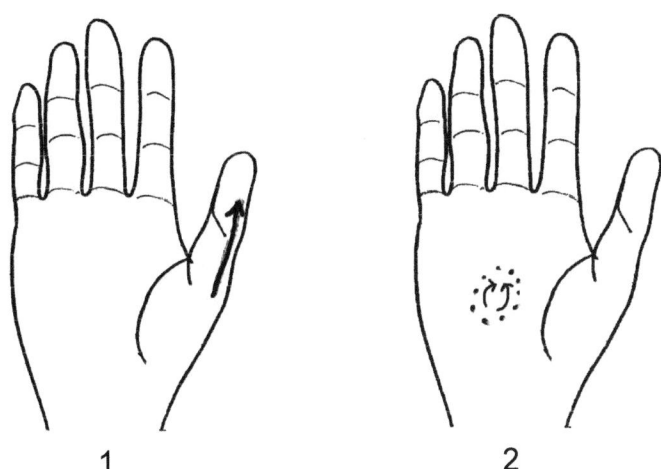

1   2

- **Unterstützung des Herzens (3):** kreisen Sie ca. 1 Minute unterhalb zwischen Ring- und kleinen Finger der Innenhand, sowie an gleicher Stelle am Handrücken

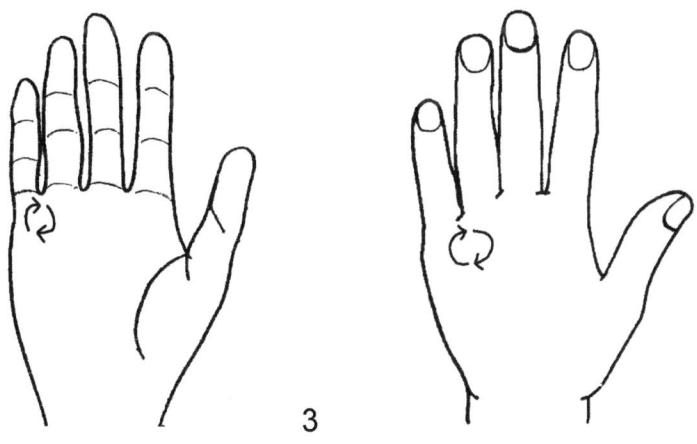

3

- **Unterstützung der Niere (4):** reiben Sie 2 – 3 Minuten in etwa der Mitte der Handfläche in Richtung und entlang der Lebenslinie
- **Anregung der Sexualfunktion (5):** drücken Sie kräftig in Intervallen den Punkt in der Mitte der Handgelenkfalte ca. 2 – 3 Minuten

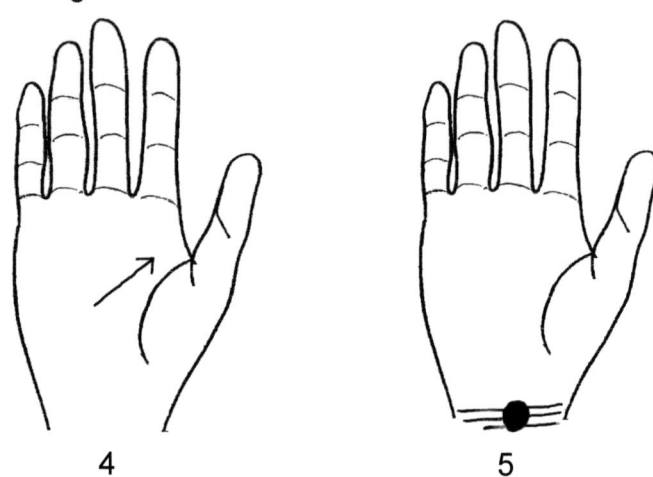

4   5

- **Anregung der Gehirntätigkeit (6):** massieren Sie kreisend 2 Minuten die entsprechenden Areale

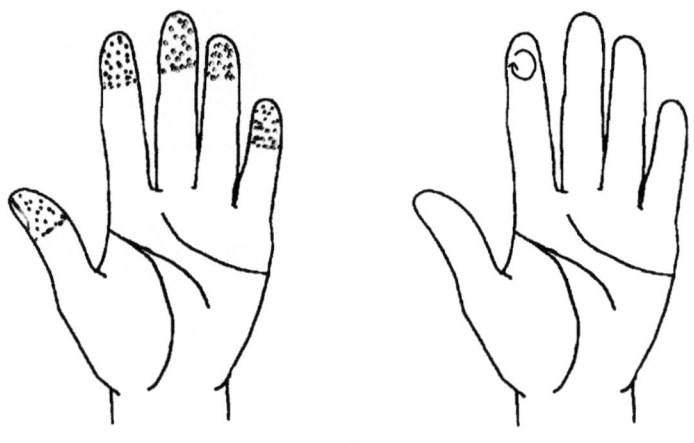

6

An beiden Händen:

Daumen:	Stirnbereich
Zeigefinger:	vorderer Hirnbereich
Mittelfinger:	oberer Hirnbereich
Ringfinger:	seitlicher Hirnbereich
Kleiner Finger:	hinterer Hirnbereich

„Die Hand ist der sichtbare Teil des Gehirns". Dieser Satz stammt vermutlich vom Philosophen Immanuel Kant. Der griechische Philosoph Anaxagoras behauptete schon 500 v.Ch., dass der Mensch intelligent sei, weil er Hände habe.

Meridian-Punkte der Hand

Meridiane beginnen oder enden entweder an Händen oder Füßen. Diese Anfangs- oder Endpunkte haben wichtige Aufgaben und werden ebenso wie die speziellen Punkte der Handakupunktur zur Therapie benutzt.

Sie werden mit einem Massagestäbchen aus Glas, Stein oder Holz, mit Geräten mit elektrischen, Laser- oder magnetischen Impulsen oder mit dem Finger stimuliert.

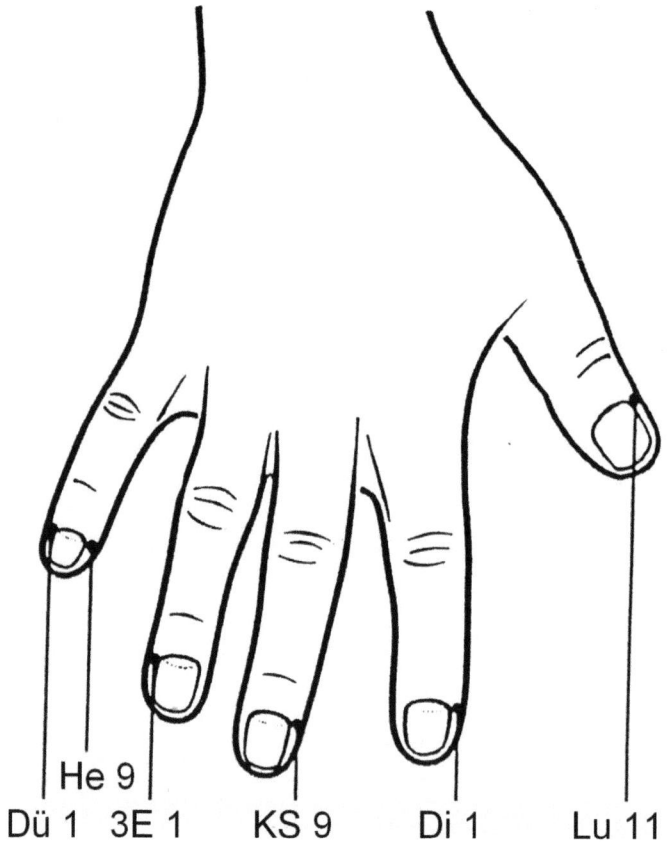

He 9

Dü 1   3E 1   KS 9   Di 1   Lu 11

Die **Anfangs- und Endpunkte (Terminalpunkte)** an Händen und Füßen werden nur selten in der Literatur erwähnt. Sie haben Schleusenfunktion, d.h. sie schließen und öffnen die Meridiane und verhelfen so den anderen Punkten zu ihrer vollen Wirksamkeit. Sie werden auch **Ting – Punkte** genannt. Hier tritt Energie in die Yang – Meridiane ein und fließt bei den Yin – Meridianen aus. Sie wirken energieanregend und sind Notfallpunkte.

Die Punkte der **Yang-Meridiane** liegen am Handrücken.
Dickdarm-Meridian (Di)

– **Di 1:** hilft bei Kopfschmerzen, Schwindel, Ohrensausen, erhöhter Augeninnendruck, Zahnschmerzen **wo?** am Nagelfalzwinkel des Zeigefingers daumenseitig

– **Di 4:** es ist ein wichtiger Punkt zur Anregung der Immunabwehr, wirkt entzündungshemmend, lindert Kopfschmerzen und Zahnschmerzen (auch bei Zahnbehandlungen!); bei Verdauungsproblemen **wo?** am höchsten Punkt der „Maus"

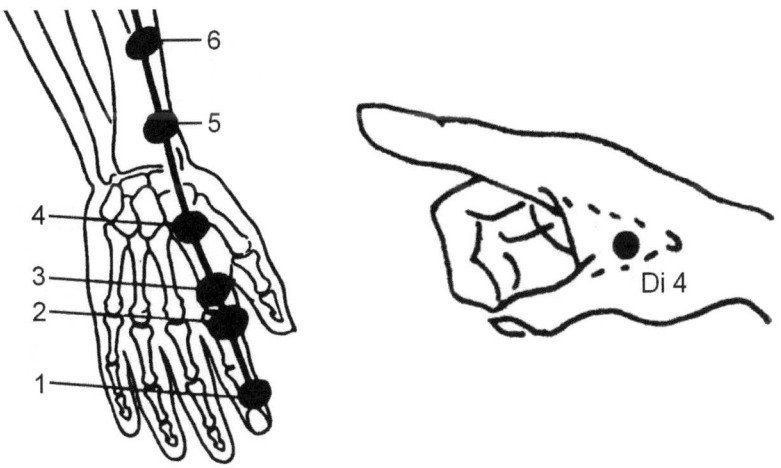

Dickdarm-Meridian

Dreifach-Erwärmer-Meridian (3E)

- **3E 1:** Kopfschmerzen, grippaler Infekt
  wo? Nagelfalzwinkel am Ringfinger zum kleinen Finger hin

- **3E 3: Stoffwechselpunkt!** Erkrankungen des Ohres, Kopf- und Nacken- Schulterschmerzen
  wo? zwischen dem 4. und 5. Mittelhandknochen

- **3E 4:** Schmerzen im Handgelenk
  wo? in einer Vertiefung in der Mitte des Handgelenks

- **3E 5:** schmerzhafte Zustände und Sensibilitätsstörungen in Fingern, Hand, Arm, Schulter, Nacken, Rücken; Erkältung, Erkrankungen der Ohren, Hörstörungen
  wo? in der Handgelenkfalte 2 Daumenbreit Richtung Ellbogen zwischen Elle und Speiche

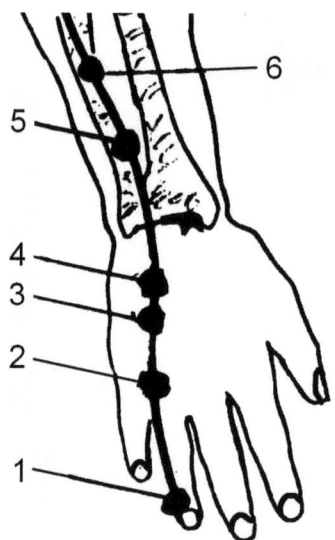

Dreifach-Erwärmer

Dünndarm-Meridian (Dü)

- **Dü 1:** Stauungsbronchitis
  wo? am seitlichen Nagelfalzwinkel

- **Dü 2:** Schmerzen in den Armen, Gefühllosigkeit (Parästhesien) in den Fingern
  wo? Außenseite Kleinfingergrundgelenk

- **Dü 3:** Schulter-, Arm- und Rückenschmerzen, Lumbago, Nackensteifigkeit, Hörstörungen
  wo? wenn Sie den kleinen Finger anwinkeln, finden Sie den Punkt in einer Delle an der Handkante

- **Dü 4:** Entzündung der Hand- und Fingergelenke, Ohrensausen
  wo? fahren Sie mit dem Finger entlang des Röhrenknochens des Kleinfingers. Sie finden den Punkt in einer kleinen Delle

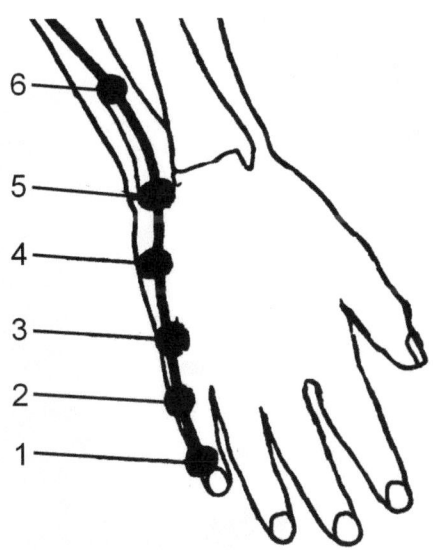

Dünndarm-Meridian

Die Punkte der **Yin-Meridiane** liegen in der Handfläche.

Lungen-Meridian (Lu)

- **Lu 11:** wichtiger Punkt bei Entzündungen der oberen Luftwege
  wo? Nagelfalzwinkel am Daumen, zeigefingerwärts
- **Lu 10:** Mandelentzündung, Husten
  wo? in der Mitte des Daumenballens

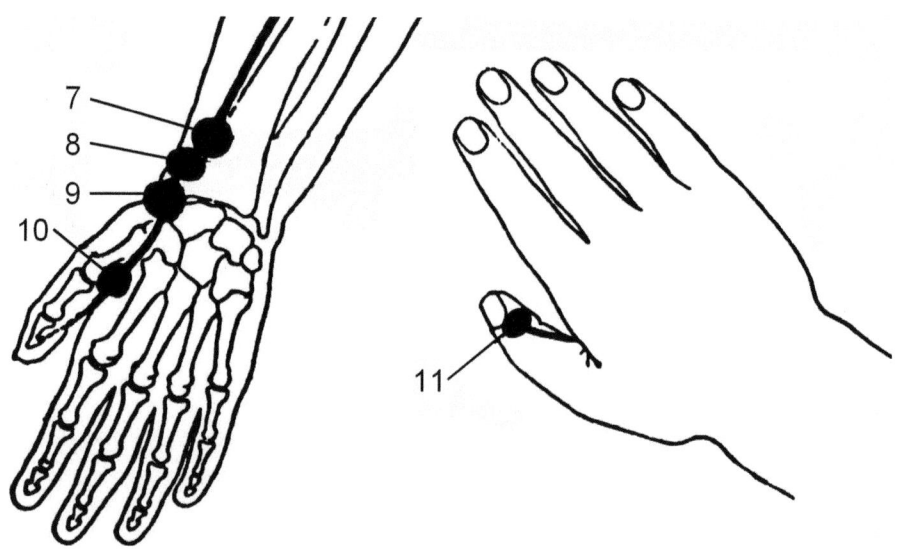

Lungen-Meridian

Perikard- oder Kreislauf/Sexus-Meridian

- **KS 9:** orthostatische Dysregulation = plötzlicher Abfall des Blutdrucks bis hin zu kurzzeitiger Ohnmacht, z.B. nach raschem Aufstehen vom Sitzen oder Liegen, sehr oft bei älteren Menschen oder bei Hypotonikern
  wo? am Nagelfalzwinkel des Mittelfingers zum Zeigefinger hin

- **KS 7:** Nervosität, Herzrasen, fliegende Hitze
  wo? in der Mitte des Handgelenks

- **KS 6: Wichtiger Punkt, um Yin und Yang auszugleichen!** Herzanfall, Hyper- und Hypotonie, psychische Erregungszustände wie Aggressivität, Angst, Depression; Schluckauf, Übelkeit, Erbrechen. Ich habe in China gesehen, dass dieser Punkt bei Reiseübelkeit...mit einem kleinen Magneten, einer kleinen Metallkugel oder einer trockenen Erbse auf einem Pflasterstreifen „dauerstimuliert" wurde. Es gab allerdings auch entsprechende Armbänder zu kaufen
  wo? auf der Beugeseite des Unterarm 3 Querfinger breit über der Handgelenksfurche

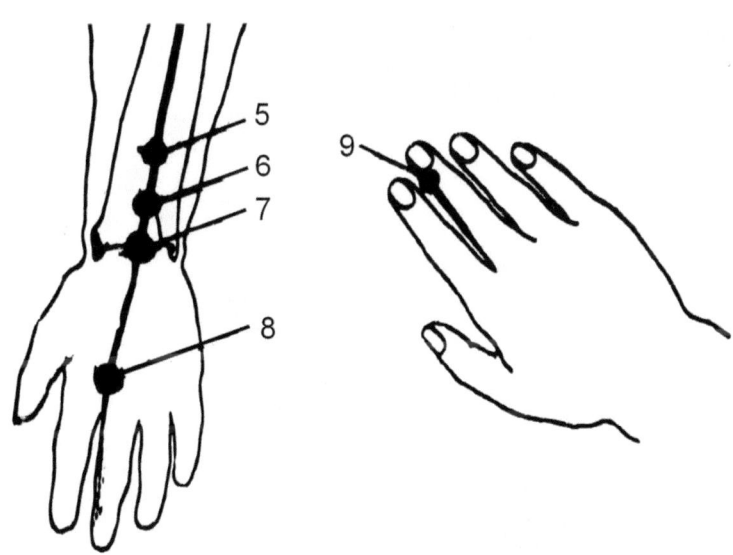

Kreislauf/Sexus-Meridian

Herz-Meridian (He)

- **He 9: Notfallpunkt! wichtigster Punkt zur Tonisierung des Herzens!** Hypotonie, Herzschwäche
  wo? etwa 2 mm unterhalb des Nagelfalzwinkels an der Innenseite des kleinen Fingers
- **He 8:** Hypertonie!
  wo? zwischen Ring- und kleinen Finger
- **He 7:** Wichtigster Punkt bei Herzerkrankungen, bei Herzanfall, Konzentrationsstörungen, Ruhelosigkeit, Schlaflosigkeit, Kreislaufstörungen, Erschöpfung
  wo? an der Innenseite des Handgelenks auf dem Knochen
- **He 6**: Schlafstörungen
  wo? Innenhand, 1 Querfinger über der Handgelenkfalte
- **He 5:** Prüfungsangst, lokale Schmerzen, Angst und Depressionen
  wo? über der Arteria ulnaris in der Handgelenkfalte

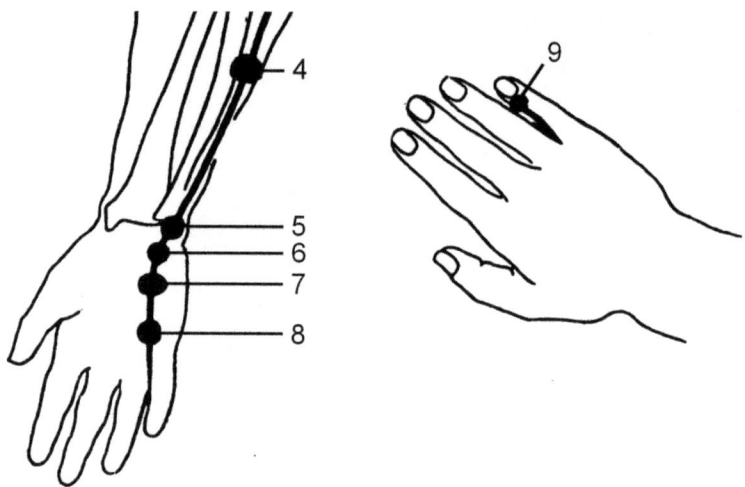

Herz-Meridian